DIREITOS HUMANOS DA MULHER
A VIOLÊNCIA OBSTÉTRICA ENQUANTO "VIOLÊNCIA DE GÊNERO"

Editora Appris Ltda.
1.ª Edição - Copyright© 2024 da autora
Direitos de Edição Reservados à Editora Appris Ltda.

Nenhuma parte desta obra poderá ser utilizada indevidamente, sem estar de acordo com a Lei nº 9.610/98. Se incorreções forem encontradas, serão de exclusiva responsabilidade de seus organizadores. Foi realizado o Depósito Legal na Fundação Biblioteca Nacional, de acordo com as Leis nos 10.994, de 14/12/2004, e 12.192, de 14/01/2010.

Catalogação na Fonte
Elaborado por: Dayanne Leal Souza
Bibliotecária CRB 9/2162

V154d
2024
	Valente, Alessandra Moro de Carvalho
	  Direitos humanos da mulher: a violência obstétrica enquanto "violência de gênero" / Alessandra Moro de Carvalho Valente. – 1. ed. – Curitiba: Appris, 2024.
	  131 p. ; 23 cm. (Educação e Direitos Humanos: Diversidade de Gênero, Sexual e Étnico-Racial).
	
	  Inclui referências.
	  ISBN 978-65-250-6112-2
	
	  1. Direitos humanos das mulheres. 2. Violência obstétrica. 3. Violência de gênero. I. Valente, Alessandra Moro de Carvalho. II. Título. III. Série.
	                                                                                     CDD – 323.3

Livro de acordo com a normalização técnica da ABNT

Appris
editora

Editora e Livraria Appris Ltda.
Av. Manoel Ribas, 2265 – Mercês
Curitiba/PR – CEP: 80810-002
Tel. (41) 3156 - 4731
www.editoraappris.com.br

Printed in Brazil
Impresso no Brasil

Alessandra Moro de Carvalho Valente

DIREITOS HUMANOS DA MULHER
A VIOLÊNCIA OBSTÉTRICA ENQUANTO "VIOLÊNCIA DE GÊNERO"

Appris
editora

Curitiba, PR
2024

FICHA TÉCNICA

EDITORIAL	Augusto Coelho
	Sara C. de Andrade Coelho
COMITÊ EDITORIAL	Andréa Barbosa Gouveia - UFPR
	Edmeire C. Pereira - UFPR
	Iraneide da Silva - UFC
	Jacques de Lima Ferreira - UP
	Marli Caetano
SUPERVISOR DA PRODUÇÃO	Renata Cristina Lopes Miccelli
PRODUÇÃO EDITORIAL	Daniela Nazário
REVISÃO	Camila Dias
	Débora Sauaf
DIAGRAMAÇÃO	Renata Cristina Lopes Miccelli
CAPA	Lucielli Trevisan
REVISÃO DE PROVA	Sabrina Costa

COMITÊ CIENTÍFICO DA COLEÇÃO EDUCAÇÃO E DIREITOS HUMANOS: DIVERSIDADE DE GÊNERO, SEXUAL E ÉTNICO-RACIAL

DIREÇÃO CIENTÍFICA   Toni Reis

CONSULTORES
- Daniel Manzoni (UFOP)
- Belidson Dias (UBC Canadá)
- Jaqueline Jesus (UNB)
- Leonardo Lemos (Unicamp)
- Wanderson Flor do Nascimento (UNB)
- Marie Lissette (The American)
- Guilherme Gomes (PUCRS)
- Cleusa Silva (Unicamp)
- Sérgio Junqueira (Univ. Pontificia Salesiana-Roma-Italia)
- Alexandre Ferrari (UFF)
- Araci Asinelli (UFPR)
- Fabio Figueiredo (PUCMG)
- Grazielle Tagliamento (USP)
- Magda Chinaglia (Unicamp)
- Miguel Gomes Filho (Faed-UFGD)
- Tereza Cristina (UFBA)
- Jucimeri Silveira (PUC-SP)
- Marcelo Victor (UFMS)
- Cristina Camara (IFCS/UFRJ)
- Vera Marques (Unisinos)
- Antonio Pádua (UFRJ)
- Lindamir Casagrande (UTFPR)
- Mario Bernardo (UFRJ)
- Helena Queiroz (Universidad de La Empresa-Montevidéu)
- Moisés Lopes (UNB)
- Marco José de Oliveira Duarte (UERJ)
- Marcio Jose Ornat (UEPG)

AGRADECIMENTOS

Agradeço a Deus por estar sempre presente em minha vida, fortalecendo-me para enfrentar desafios; seu apoio é minha rocha. À professora doutora Isa António, expresso minha gratidão pela partilha de conhecimento e orientação valiosa na concretização deste estudo. Aos meus pais, João e Katia, agradeço pelo amor dedicado e por jamais medirem esforços para me ajudar a realizar meus sonhos. Aos amores da minha vida, meu marido Petrônio e minha filha Maria Luísa, nosso laço familiar é o bem mais precioso que possuo. A todos que, com palavras e gestos, impulsionaram a realização deste livro, agradeço por suas contribuições inestimáveis. Cada um de vocês desempenhou um papel vital nesta jornada, tornando-a memorável e significativa.

APRESENTAÇÃO

Nesta obra, *Direitos Humanos da Mulher: A Violência Obstétrica enquanto "Violência de Gênero"*, embarcamos em uma jornada que explora, compreende e questiona as complexidades dos direitos da mulher e o problema da violência obstétrica.

O parto é um momento único na vida da mulher, mas também é um momento em que ela se encontra frágil e vulnerável. Por esse mesmo motivo, deve ser dedicada uma atenção especial à parturiente durante esta fase. Essa atenção deve considerar sua condição física e psicológica, transmitindo cuidados especiais por parte dos profissionais de saúde. Quando esses cuidados especiais não são prestados, e quando situações de violência acontecem, podem deixar marcas psicológicas e físicas para toda a vida da parturiente e/ou do bebê.

Organizada em três partes, esta obra propõe uma profunda reflexão sobre a violência obstétrica, desde o enquadramento legal dos direitos da mulher até a análise ética da medicina obstétrica e o enfrentamento da violência como manifestação de gênero.

Ao iniciarmos a leitura, deparamo-nos com a sólida fundamentação legal dos direitos da mulher perante a discriminação de gênero. Uma imersão na evolução histórica do direito à igualdade nos conduz a uma abordagem detalhada dos diplomas internacionais, revelando a complexa trajetória da luta pela igualdade.

A segunda parte propõe uma análise crítica dos direitos humanos das mulheres no contexto obstétrico. Através de um exame minucioso dos princípios deontológicos e de bioética na medicina obstétrica, convidamos à reflexão sobre as complexas questões éticas que desafiam os profissionais da saúde.

Na terceira e última parte, lançamos nosso olhar sobre a violência obstétrica, enquanto violência de gênero. Apresento propostas de alteração legislativa como caminho concreto para reforçar os direitos humanos das mulheres.

Este livro vai além da compreensão da violência obstétrica; faz um chamado à ação. Pretende ser uma ferramenta vital para estudiosos, profissionais do direito e da saúde, e todos empenhados em compreender e transformar as realidades que cercam os direitos da mulher e a violência obstétrica.

SUMÁRIO

1
ENQUADRAMENTO LEGAL DOS DIREITOS DA MULHER PERANTE A DISCRIMINAÇÃO DE GÊNERO..11
   1.1 NOTA PRÉVIA..11
   1.2 O DIREITO (HUMANO) DA MULHER À IGUALDADE: EVOLUÇÃO HISTÓRICA E LEGISLATIVA DA CONQUISTA PELA "IGUALDADE"..........11
   1.3 OS VÁRIOS SENTIDOS E ACEPÇÕES DO DIREITO À "IGUALDADE"......16
      A) IGUALDADE EM SENTIDO FORMAL OU OBJETIVO....................16
      B) IGUALDADE EM SENTIDO MATERIAL OU SUBSTANTIVO............23
   1.4 A IGUALDADE DA MULHER COMO CONDIÇÃO DE EFETIVAÇÃO DO PRINCÍPIO DA DIGNIDADE DA PESSOA HUMANA A SER ASSEGURADO PELOS ESTADOS 25
      O ALCANCE JURÍDICO-PRÁTICO DA IGUALDADE DA MULHER: O PAPEL DA MULHER NA SOCIEDADE E PERANTE O ESTADO...........27
   1.5 O DIREITO À IGUALDADE E À NÃO DISCRIMINAÇÃO DA MULHER NOS DIPLOMAS INTERNACIONAIS 29
   1.6 CONCLUSÃO..34

2
OS DIREITOS HUMANOS DA MULHER NO CONTEXTO OBSTÉTRICO..37
   2.1 NOTA PRÉVIA 37
   2.2 OS DIREITOS E GARANTIAS DA MULHER NO CONTEXTO OBSTÉTRICO..38
      A) DIREITO AO RESPEITO 43
      B) DIREITO À INTEGRIDADE FÍSICA PESSOAL..45
      C) DIREITO A TRATAMENTO DIGNO 46
      D) DIREITO À INFORMAÇÃO PLENA SOBRE O SEU ESTADO DE SAÚDE E DO SEU FILHO 47
      E) DIREITO AO CONSENTIMENTO LIVRE E ESCLARECIDO 48
      F) DIREITO À INTERFERÊNCIA MÍNIMA 52
      G) DIREITO A QUE SEJA CUMPRIDO O PLANO DE PARTO...............52
      H) DIREITO À LIBERDADE DE MOVIMENTOS (DE DESLOCAÇÃO) 54

I) DIREITO AO ACOMPANHAMENTO 55
J) DIREITO À PRIVACIDADE E À CONFIDENCIALIDADE 58
K) DIREITO À PRESTAÇÃO DE CUIDADOS DE SAÚDE, OPORTUNOS
E EM TERMOS DE QUALIDADE E SEGURANÇA 59
2.3 A ÉTICA DA PROFISSÃO MÉDICA NA ESPECIALIDADE
DE OBSTETRÍCIA: *LEGES ARTIS* 61
    2.3.1 PRINCÍPIOS DEONTOLÓGICOS 63
    2.3.2 PRINCÍPIOS DE BIOÉTICA 66
2.4 A "VIOLÊNCIA OBSTÉTRICA" ENQUANTO DESVIO À *LEGES ARTIS*
MÉDICA NO CONTEXTO DA MEDICINA OBSTÉTRICA 69
2.5 CONCLUSÃO 77

3
A VIOLÊNCIA OBSTÉTRICA ENQUANTO FORMA DE "VIOLÊNCIA DE GÊNERO" 79

3.1 NOTA PRÉVIA 79
3.2 A VIOLÊNCIA OBSTÉTRICA: O FLAGELO SOCIAL. RETRATO
DE DIREITO COMPARADO 80
3.3 MODALIDADES DE "VIOLÊNCIA OBSTÉTRICA" 99
    3.3.1 VIOLÊNCIA DE CARÁTER PSICOLÓGICO 99
    3.3.2 VIOLÊNCIA DE CARÁTER FÍSICO 100
    3.3.3 VIOLÊNCIA DE CARÁTER SEXUAL 106
    3.3.4 VIOLÊNCIA DE CARÁTER INSTITUCIONAL 108
    3.3.5 VIOLÊNCIA DE CARÁTER MATERIAL 108
    3.3.6 VIOLÊNCIA DE CARÁTER MIDIÁTICO 109
3.4 A VIOLÊNCIA OBSTÉTRICA ENQUANTO FORMA DE
"VIOLÊNCIA DE GÊNERO" 109
3.5 MECANISMOS DE ELIMINAÇÃO DA VIOLÊNCIA OBSTÉTRICA:
FORMAS DE PROTEÇÃO DOS DIREITOS HUMANOS DA GRÁVIDA,
GESTANTE, PARTURIENTE E PUÉRPERA 113
3.6 PROPOSTAS DE ALTERAÇÃO LEGISLATIVA 117

CONCLUSÃO 119

REFERÊNCIAS 121

ENQUADRAMENTO LEGAL DOS DIREITOS DA MULHER PERANTE A DISCRIMINAÇÃO DE GÊNERO

1.1 NOTA PRÉVIA

Este capítulo tem como objetivo explorar o direito humano da mulher à igualdade, examinando a sua evolução histórica e legislativa ao longo do tempo. A conquista pela "igualdade" é analisada em diversos contextos, levando em consideração os avanços alcançados e os desafios ainda presentes.

1.2 O DIREITO (HUMANO) DA MULHER À IGUALDADE: EVOLUÇÃO HISTÓRICA E LEGISLATIVA DA CONQUISTA PELA "IGUALDADE"

Ao longo da história, as mulheres enfrentaram várias formas de discriminação e desigualdade em relação aos homens. Em muitas sociedades antigas, as mulheres eram consideradas propriedade dos homens, sem direitos legais ou políticos[1]. No entanto, ao longo do tempo, ocorreram mudanças significativas. Vários séculos atrás, as mulheres iniciaram a luta pelos seus direitos, e vêm tentando há muito tempo obter os mesmos direitos e oportunidades que os homens, no que sempre foi uma sociedade fundamentalmente dominada por estes[2].

Embora os ideais de emancipação possam ser rastreados até ao Renascimento, a luta das mulheres pelos seus direitos ganhou um impulso considerável a partir do século XVIII[3]. Sobretudo o século XIX foi particularmente marcado pela ascensão do ativismo feminino. Mas a transformação mais

---

[1] AKHMEDSHINA, F. *Violence against women*: a form of discrimination and human rights violations. [S. l.: s. n.], [2020?].

[2] UNITED NATIONS (UN). Twenty-first century must be century of women's equality, secretary-general says in remarks at the new school. [S. l.]: UN, Feb. 27, 2020.

[3] No séc. XVIII, surge a Declaração dos Direitos da Mulher e da Cidadã (Olympe de Gouges).

decisiva e irreversível no status da mulher veio com a Revolução Industrial. As feministas obtiveram uma grande vitória quando meninas e mulheres alcançaram o acesso à educação em todos os níveis. A criação de escolas secundárias para as jovens, de qualidade igual à dos rapazes, foi um ponto de viragem, e a admissão delas no mundo do ensino superior deu uma força cada vez mais irresistível e irreversível ao avanço dos Direitos Humanos das mulheres. Foi também no século XIX que as mulheres foram reconhecidas em muitos campos, incluindo a literatura e a ciência[4].

No fim do século XIX, o Conselho Internacional de Mulheres foi criado: 66 mulheres americanas e 8 europeias participaram da sua primeira convenção fundadora, realizada em Washington, em 1888[5]. Cerca de 5 mil mulheres participaram da segunda reunião, realizada em Londres, em 1899. As trabalhadoras começaram a organizar movimentos exigindo melhores condições de trabalho. A primeira greve de mulheres aconteceu em 1º de maio de 1893, em Viena.

Com isso, outros movimentos sociais organizados por mulheres viriam a seguir[6]. No fim do século XIX e início do século XX, o movimento sufragista ganhou força em vários países, como Estados Unidos, Reino Unido, e alguns países europeus. As sufragistas lutaram pelo direito das mulheres ao voto e pelo reconhecimento da igualdade política e civil[7].

Já durante o século XX, ocorreram avanços significativos na conquista da igualdade de direitos para as mulheres em várias partes do mundo[8]. Nos anos 60 e 70, movimentos de direitos civis e feministas emergiram em todo o mundo, lutando contra a discriminação de gênero em diferentes áreas, como emprego, educação e acesso a serviços públicos.

---

[4] COUNCIL OF EUROPE (COE). *Feminism and women's rights movements*. Strasbourg: COE, c2023.
[5] Em 1888, surge a Fundação do Conselho Internacional das Mulheres.
[6] JANUSZ, S.; VOLODIN, V. *Human rights of women*: a collection of international and regional normative instruments. Paris: Unesco, 1999.
[7] RUBIO-MARÍN, R. The achievement of female suffrage in Europe: on women's citizenship. *International Journal of Constitutional Law*, [S. l.], v. 12, n. 1, p. 4-34, Jan. 2014.
[8] 1921 - Convenção Internacional para a Supressão do Tráfico de Mulheres e Crianças e Protocolo retificativo;
1950 - Convenção para a Supressão do Tráfico de Pessoas e da Exploração da Prostituição de Outrem;
1953 - Convenção sobre os Direitos Políticos das Mulheres;
1957 - Convenção sobre a Nacionalidade das Mulheres Casadas;
1962 - Convenção sobre o Consentimento para o Casamento, a Idade Mínima para o Casamento e o Registo dos Casamentos;
1967 - Declaração sobre a Eliminação da Discriminação contra as Mulheres;
1975 - Primeira Conferência Mundial das Nações Unidas sobre as Mulheres (Cidade do México);
1976 - Início da Década das Nações Unidas para as Mulheres: Igualdade, Desenvolvimento e Paz.

Ainda no início do século XX, a primeira convenção internacional relativa à proteção da mulher foi acionada: a Convenção Internacional para a Supressão do Tráfico de Escravas Brancas, de 4 de maio de 1910. A partir de 1919, a Organização Internacional do Trabalho adotou várias convenções relativas à condição social e profissional da mulher[9].

Quanto ao Pacto da Liga das Nações, embora ele não faça referência expressa aos direitos individuais, entre os seus objetivos estão alguns direitos da pessoa humana, como as condições de trabalho humanas e igualitárias para homens, mulheres e crianças. A Liga também implementou alguns instrumentos que tratam da proteção das mulheres.

Várias organizações internacionais, como as Nações Unidas, desempenharam um papel importante na promoção dos direitos das mulheres. A Convenção sobre a Eliminação de Todas as Formas de Discriminação contra as Mulheres (Cedaw)[10], adotada pela ONU em 1979[11], é um marco fundamental na luta pela igualdade de gênero. Ela exige que os Estados signatários tomem medidas para eliminar a discriminação contra as mulheres e garantam os seus direitos em várias áreas.

---

[9] UNITED NATIONS (UN). Convention for the suppression of the traffic in persons and of the exploitation of the prostitution of others. [S. l.]: UN, Dec. 2, 1949.

[10] *Convention on the Elimination of All Forms of Discrimination Against Women* (N. do R.).

[11] Disponível em: https://www.onumulheres.org.br/wp-content/uploads/2013/03/convencao_cedaw1.pdf. Acesso em: 9 jan. 2024.

Quanto à evolução legislativa, para garantir a igualdade de direitos para as mulheres, também é marcada por avanços significativos[12].

O direito das mulheres ao voto foi conquistado em diferentes momentos em vários países. A Nova Zelândia foi o primeiro país a conceder o sufrágio feminino em 1893, seguida por outros países posteriormente[13].

A legislação trabalhista começou a abordar a igualdade de gênero nas últimas décadas. Foram implementadas leis para proibir a discriminação no emprego, garantir a igualdade salarial, proteger a maternidade e promover a conciliação entre trabalho e vida familiar.

---

[12] 1979 - Convenção sobre a Eliminação de Todas as Formas de Discriminação contra as Mulheres (CEDM);
1980 - Segunda Conferência Mundial das Nações Unidas sobre as Mulheres (Copenhage);
1985 - Terceira Conferência Mundial das Nações Unidas sobre as Mulheres (Nairobi): Adoção das Estratégias Prospetivas de Ação, de Nairobi, para o Progresso das Mulheres até ao ano 2000;
1994 - Estabelecimento do Relatório Especial sobre a Violência contra as Mulheres;
1994 - Convenção para Prevenir, Punir e Erradicar a Violência contra a Mulher, de Belém do Pará;
1995 - Quarta Conferência Mundial das Nações Unidas sobre as Mulheres (Pequim);
1998 - Estatuto de Roma do Tribunal Penal Internacional;
1999 - Protocolo Opcional à Convenção sobre a Eliminação de Todas as Formas de Discriminação contra as Mulheres;
2000 - Resolução do Conselho de Segurança das Nações Unidas S/RES/1325 (2000), relativa a mulheres, paz e segurança;
2000 - Protocolo relativo a Prevenção, Repressão e Punição do Tráfico de Pessoas, em especial de Mulheres e Crianças, como suplemento à Convenção das Nações Unidas contra a Criminalidade Organizada Transnacional;
2000 - 23ª Sessão Especial da Assembleia-Geral sobre "Mulheres 2000: Igualdade de Gênero, Desenvolvimento e Paz para o Século XXI";
2003 - Protocolo Adicional à Carta Africana dos Direitos Humanos e dos Povos sobre os Direitos das Mulheres em África (Protocolo de Maputo);
2005 - Pequim+10: Revisão dos Dez Anos e Apreciação da Declaração e Plataforma de Ação de Pequim e do Documento Resultante da 23ª Sessão Especial da Assembleia Geral;
2008 - Resolução do Conselho de Segurança das Nações Unidas S/RES/1820 (2008), relativa a mulheres, paz e segurança;
2009 - Resolução do Conselho de Segurança das Nações Unidas S/RES/1888 (2009), relativa a mulheres, paz e segurança;
2009 - Resolução do Conselho de Segurança das Nações Unidas S/RES/1889 (2009), relativa a mulheres, paz e segurança;
2009 - Resolução do Conselho de Segurança das Nações Unidas S/RES/1894 (2009), relativa à proteção de civis em conflitos armados;
2010 - Resolução do Conselho de Segurança das Nações Unidas S/RES/1620 (2010), relativa a mulheres, paz e segurança;
2010 - Pequim+15: Revisão dos Quinze Anos e Apreciação da Declaração e Plataforma de Ação de Pequim;
2010 - Estabelecimento da ONU Mulheres (entidade das Nações Unidas para a igualdade de gênero e o empoderamento das mulheres) pela Assembleia-Geral das Nações Unidas;
2011 - Resolução da Assembleia-Geral das Nações Unidas A/RES/66/132, sobre o acompanhamento da Quarta Conferência Mundial sobre as Mulheres e a implementação plena da Declaração e Plataforma de Ação de Pequim e dos resultados da 23ª Sessão Especial da Assembleia-Geral.
[13] SCHAEFFER, K. Key facts about women's suffrage around the world, a century after U.S. ratified 19th Amendment. *Pew Research Center*, [S. l.], Oct. 5, 2020.

Houve um aumento significativo na legislação para proteger as mulheres contra a violência de gênero. Muitos países promulgaram leis específicas para criminalizar a violência doméstica, o assédio sexual e outras formas de violência baseadas no gênero.

Prosseguindo nesse trajeto de avanços e transformações, a luta pela igualdade de gênero continua a moldar o nosso presente e a delinear o nosso futuro. À medida que a sociedade amadurece, cada vez mais se reconhece a importância fundamental de empoderar as mulheres e garantir que elas desfrutem dos mesmos direitos e oportunidades que os homens.

Nos últimos anos, tem havido um crescente enfoque na desconstrução de estereótipos de gênero arraigados e na promoção de uma cultura de igualdade e inclusão. Campanhas de sensibilização têm ganhado força, visando combater o sexismo, a misoginia e outras formas de discriminação que persistem em muitas esferas da sociedade.

A participação das mulheres na esfera política e econômica também tem aumentado[14]. Mais mulheres ocupam cargos de liderança, tanto no setor público como no privado, contribuindo para uma tomada de decisões mais diversificada e equilibrada. A presença feminina em campos anteriormente dominados por homens, como é o caso da engenharia, da ciência, da matemática e da tecnologia, está crescendo, provando que as barreiras de gênero podem ser superadas com determinação e apoio adequado[15].

No entanto, ainda há muito a ser feito. As disparidades salariais persistem em muitas partes do mundo, e as mulheres continuam a enfrentar desafios específicos, como a conciliação entre a carreira e a vida familiar. A violência de gênero permanece uma triste realidade, com mulheres sendo vítimas de abusos físicos, emocionais e sexuais em todo o mundo. O trabalho árduo e a dedicação de tantas mulheres que vieram antes de nós servem como um lembrete constante de que a jornada rumo à igualdade é contínua e exige um compromisso inabalável.

À medida que a sociedade avança, é fundamental que todos nós, independentemente do gênero, continuemos a ser defensores ativos da igualdade. Isso envolve educar-se sobre as questões de gênero, desafiar

---

[14] PARLAMENTO EUROPEU. PE defende quotas para aumentar a participação das mulheres na vida política e económica. [*S. l.*]: PE, 13 mar. 2012.

[15] COMISSÃO EUROPEIA (CE). *Comunicação da Comissão ao Parlamento Europeu, ao Conselho, ao Comité Económico e Social Europeu e ao Comité das Regiões.* Uma união da igualdade: estratégia para a igualdade de gênero 2020-2025. Bruxelas: CE, 5 mar. 2020. COM(2020) 152 final.

preconceitos e apoiar políticas e iniciativas que promovam a igualdade de oportunidades para todas as pessoas, sem distinção de gênero.

A história das mulheres é uma narrativa de resiliência, coragem e determinação. Cada passo em direção à igualdade é uma vitória coletiva que reflete a força e a determinação da humanidade em criar um mundo mais justo e inclusivo para todos. Enquanto celebramos os progressos alcançados, não podemos perder de vista o caminho que ainda temos pela frente. A luta continua, guiada pelo legado inspirador das mulheres que abriram portas e desafiaram limites, pavimentando o caminho para um futuro de igualdade, dignidade e justiça[16].

1.3 OS VÁRIOS SENTIDOS E ACEPÇÕES DO DIREITO À "IGUALDADE"

O direito à "igualdade" pode ter várias acepções, que refletem diferentes abordagens para alcançar a igualdade de direitos e oportunidades para todos. Dois dos principais sentidos ou concepções são a igualdade em sentido formal e em sentido material.

A) IGUALDADE EM SENTIDO FORMAL OU OBJETIVO

A igualdade em sentido formal refere-se à igualdade perante a lei e à aplicação imparcial das normas jurídicas. Nessa concepção, todas as pessoas são tratadas igualmente, independentemente das suas características pessoais, como gênero, raça, religião ou classe social. A igualdade formal procura garantir que todos os indivíduos tenham os mesmos direitos, deveres e proteção legal, sem discriminação injustificada[17].

A igualdade formal pode ser encontrada em declarações de direitos e Constituições que estabelecem princípios como a igualdade perante a lei, o direito a não discriminação e o acesso igualitário à justiça. Nesse sentido, o objetivo é assegurar que todas as pessoas sejam tratadas com imparcialidade e que a lei seja aplicada de forma igualitária[18].

---

[16] UNITED NATIONS CHILDREN'S FUND (UNICEF). *Empowering women empowering humanity*. Ankara: Unicef, Mar. 8, 2015.
[17] PRINCÍPIO da igualdade. *In*: DIÁRIO DA REPÚBLICA. [*S. l.: s. n.*], c2023.
[18] FERTUZINHOS, S. Fundamentos constitucionais da igualdade de género. *Sociologia, Problemas e Práticas*, [*S. l.*], NE, p. 49-70, 2016.

O princípio da igualdade é um dos mais importantes da democracia, até porque, ao mesmo tempo, é um direito do indivíduo e também constitui um dos princípios basilares da democracia, ao lado da liberdade e da regulação[19]. É nesse sentido que Bobbio[20] afirma que é inegável que, no nível histórico, "democracia" teve dois significados prevalecentes, pelo menos na origem, conforme fosse colocado em maior evidência o conjunto das regras em que é necessária a observância para que o poder político seja realmente distribuído entre a maioria dos cidadãos, as assim chamadas regras do jogo, ou o ideal da igualdade em que um governo democrático deveria se inspirar.

Esse princípio, para além de ser o axioma do direito constitucional, é também um princípio fundamental da justiça.

> [Ele] é certamente um dos princípios estruturais consignados na nossa Constituição. Mas é também um dos princípios fundamentais de construção da própria sociedade e de convivência democrática na relação entre o Estado e os seus cidadãos e dos cidadãos entre si.[21]

O princípio da igualdade é um princípio fundamental consagrado no Art. 13º da Constituição da República Portuguesa (CRP) e, no entender de Amaral[22], regula o modo de exercício dos direitos fundamentais. Nos termos do referido artigo, todos os cidadãos têm a mesma dignidade perante a lei e são iguais (n.º 1); portanto, a lei tem que ser aplicada de igual forma a todos os cidadãos. Assim,

> [...] ninguém pode ser privilegiado, beneficiado, prejudicado, privado de qualquer direito ou isento de qualquer dever em razão de ascendência, sexo, raça, língua, território de origem, religião, convicções políticas ou ideológicas, instrução, situação económica, condição social ou orientação sexual.[23]

Está em foco um princípio fundamental e uma das características de um Estado democrático, que garante a igualdade de oportunidades aos cidadãos, permitindo a participação de todos eles na tomada de decisões

---

[19] MAGALHÃES, P. *A qualidade da democracia em Portugal*: a perspectiva dos cidadãos. [S. l.]: Sedes, 2009.
[20] BOBBIO, N. *Liberalismo e democracia*. Brasil: Editora Brasiliense, 1994. p. 37-38.
[21] QUEIROZ, C. *O Tribunal Constitucional e os direitos sociais*. Coimbra: Coimbra Editora, 2014. p. 39.
[22] AMARAL, M. *A forma da república*: uma introdução ao estudo do direito constitucional. Coimbra: Coimbra Editora, 2005.
[23] PORTUGAL. *Constituição da República Portuguesa*. Lisboa: Parlamento, 1976. N.º 2, Art. 13. Disponível em: https://www.parlamento.pt/Legislacao/Paginas/ConstituicaoRepublicaPortuguesa.aspx. Acesso em: 9 jan. 2024.

da esfera política. Ou seja, todo cidadão tem igual importância e influência na tomada de decisões, permitindo que o poder político corresponda às expectativas, aos interesses e às preferências do povo.

O princípio da igualdade também consta na Carta dos Direitos Fundamentais da União Europeia (UE)[24], sendo-lhe dedicado um capítulo composto por um conjunto de seis artigos. De acordo com a Carta, perante a lei, todas as pessoas são iguais (Art. 20), é proibida a discriminação em função da raça, cor ou origem étnica ou social, sexo, características genéticas, religião ou convicções, língua, opiniões políticas ou outras, riqueza, pertencimento a uma minoria nacional, idade, nascimento, deficiência ou orientação sexual (n.º 1, Art. 21). A diversidade cultural, linguística e religiosa é respeitada (Art. 22), bem como a igualdade entre mulheres e homens (Art. 23), crianças, idosos e pessoas com deficiência (Arts. 24, 25 e 26, respectivamente).

O princípio da igualdade é um princípio estruturante e conformador da ordem jurídico-constitucional, sendo até designado como valor supremo do ordenamento[25]. Esse princípio jurídico-constitucional encontra-se não só na CRP como nas constituições de vários países, reforçando a igualdade entre todos os cidadãos, a qual não é influenciada pela riqueza, por opções políticas, religiosas, etnia, orientação sexual, combatendo também a discriminação. Aliás, estabelece que deve existir igualdade perante a lei, igualdade perante cargos públicos, igualdade perante a justiça e, por último, mas não menos importante, igual acesso dos cidadãos à justiça.

O princípio da igualdade tem dois sentidos: um sentido negativo, quando proíbe a discriminação; e um sentido positivo, quando procura instaurar a igualdade real entre os cidadãos, além da igualdade perante lei (sentido jurídico-formal). Como se pode aferir por meio da leitura da alínea "d" do Art. 9º da CRP, uma entre as várias funções fundamentais do Estado português passa por promover bem-estar, qualidade de vida do povo e igualdade autêntica entre os portugueses, assim como a efetivação dos direitos econômicos, culturais, ambientais e sociais, por meio da modernização e transformação das estruturas econômicas e sociais.

Ao procurar estabelecer a igualdade real entre os cidadãos, o princípio da igualdade implica[26]:

---

[24] UNIÃO EUROPEIA (UE). Carta dos Direitos Fundamentais da União Europeia. *Jornal Oficial das Comunidades Europeias*, [S. l.], p. C 364/1- C 364/22, 18 dez. 2000.

[25] ALEXANDRINO, J. *Direitos fundamentais*: introdução geral. Estoril: Principia, 2007.

[26] MIRANDA, J.; MEDEIROS, R. *Constituição portuguesa anotada*. Coimbra: Coimbra Editora, 2005. t. 1, p. 121.

I. Tratamento igual para situações iguais (ou tratamento semelhante a situações semelhantes);

II. Tratamento desigual para situações desiguais, mas substancial e categoricamente desiguais e não mantidas e criadas de forma artificial pelo legislador;

III. Tratamento em modelos de proporcionalidade a situações um tanto iguais ou desiguais e que, conforme os casos, se passa para o legislador ora em mera faculdade, ora em obrigação;

IV. Tratamento das situações não só tais como existem, mas também como devem existir (adicionando-se, dessa forma, um componente ativo ao princípio e tornando a igualdade perante a lei uma verdadeira igualdade por meio da lei);

V. Consideração do princípio como parte integrante do âmbito dos padrões materiais da Constituição, e não como uma "ilha", isto é, isolado.

A interpretação e aplicação do princípio da igualdade acompanha as perspectivas do mundo, mas atualmente é certo que integra três dimensões (ou vertentes): a proibição de arbítrio, no n.º 1 do Art. 13 da CRP, onde é expresso que "todos os cidadãos têm a mesma dignidade social e são iguais perante a lei"; a proibição de discriminação, no n.º 2 do Art. 13 da CRP, pelo que nenhuma pessoa deverá ser beneficiada, prejudicada, privilegiada, privada de qualquer direito ou isenta de qualquer dever por causa de ascendência, raça, sexo, língua, território de origem, convicções políticas ou ideológicas, religião, instrução, situação econômica, condição social ou orientação sexual; e obrigação de diferenciação[27].

O princípio em análise neste subcapítulo vincula o Estado à não discriminação do seu povo, seja ela positiva, seja negativa, apresentando um duplo conteúdo: a obrigação de dar um tratamento igual a situações que, no nível jurídico, sejam iguais; e, por outro lado, a obrigação de dar um tratamento diferenciado a situações que sejam juridicamente distintas.

Vieira de Andrade[28] levanta uma questão bastante pertinente: será que o princípio da igualdade, no que se refere à proibição do arbítrio, é

---

[27] PINTO, E.; ALBUQUERQUE, M. *Da igualdade*: introdução à jurisprudência. Coimbra: Almedina, 1993.

[28] VIEIRA DE ANDRADE, J. *Os direitos fundamentais na Constituição portuguesa de 1976*. Coimbra: Almedina, 2012.

matéria de direitos fundamentais ou é um princípio que garante o exercício de direitos? Na opinião dele, no âmbito da proibição do arbítrio, os particulares não devem estar vinculados ao princípio da igualdade.

Nesse mesmo raciocínio, Novais[29] refere que, ainda que não se concorde com a concepção de assumir o princípio da igualdade como direito fundamental à igualdade (controvérsia que, até o momento, tem utilidade prática limitada quando se reduz, na prática, o motivo da igualdade ao princípio da proibição do arbítrio — apenas nesse contexto, a inferência de um verdadeiro direito fundamental à igualdade traria consequências não proporcionadas pelo princípio da igualdade), a justificativa para qualquer diferenciação deve, no mínimo, passar pelo teste da proibição do excesso. Isso leva o julgador, em grande parte, a decisões baseadas na ponderação de interesses conflitantes no caso específico. Ou seja, enquanto na esfera da proibição do arbítrio, o princípio da igualdade garante o cumprimento dos direitos.

No entanto, quando se pensa no princípio da igualdade fora da vertente da proibição do arbítrio, este pode ser entendido, segundo Canotilho e Moreira[30], como um direito fundamental, uma vez que se concretiza como direito subjetivo específico e autônomo, e como direito, liberdade e garantia de natureza defensiva, garantindo aos cidadãos a proteção devida contra medidas de atuação dos poderes públicos (ou dotada de poderes públicos) impositivas de tratamento desigual sem motivo injustificado. Atendendo ao Art. 266 da CRP, nomeadamente ao seu n.º 2, o que aqui foi mencionado faz todo o sentido, na medida em que os agentes e órgãos administrativos estão submissos à Constituição e à lei e devem atuar, ao exercer as suas funções, com respeito pelos princípios da igualdade, da proporcionalidade, da justiça, da imparcialidade e da boa-fé.

A igualdade é um conceito relativo e comparativo[31,32,33]. É relativa, porque não pode ser interpretada em termos absolutos[34]; e comparativa, porque esse princípio só é operacional quando aplicado a duas situações

---

[29] NOVAIS, J. *Os princípios constitucionais estruturantes da República Portuguesa*. Coimbra: Coimbra Editora, 2014. p. 114-115.
[30] CANOTILHO, J. J. G.; MOREIRA, V. *Constituição da República Portuguesa anotada*. 2. ed. Coimbra: Coimbra Editora, 2007. v. 1, p. 337.
[31] CANOTILHO, J. J. G. *Direito constitucional e teoria da Constituição*. Coimbra: Almedina, 2003.
[32] GARCIA, M. *Estudos sobre o princípio da igualdade*. Coimbra: Almedina, 2005.
[33] PINTO; ALBUQUERQUE, *op. cit.*
[34] *Ibid.*

que permitem a comparação de uma com a outra, isto é, verifica-se que uma situação é igual ou desigual apenas quando comparada com outra situação — só assim se afere a igualdade ou a desigualdade de uma situação[35,36]. No entender de autores como Miranda[37] e Caupers[38], uma situação desigual não pode ser criada nem mantida pelo legislador, não pode ter como fundamento as categorias que constam no n.º 2 do Art. 13 da CRP (raça, ascendência, sexo, território de origem, religião, convicções políticas ou ideológicas, língua, instrução, orientação sexual, situação econômica ou condição social). Ou seja, não é permitida nenhuma diferenciação, pelo que, perante uma situação de discriminação em função das categorias mencionadas, o Tribunal Constitucional não discutirá a razão ou o motivo que conduziu à situação discriminatória, mas sim sancionar imediatamente o responsável por tal situação[39].

Convém salientar que a medida do que é igual e deve ser tratado como igual dependerá da matéria a tratar, assim como do ponto de vista de quem estabelece a comparação, de forma a determinar quais são os elementos essenciais e os não essenciais numa ponderação sobre a admissibilidade ou inadmissibilidade de soluções jurídicas dissemelhantes e, possivelmente, mesmo discriminatórias[40].

Assim, no que diz respeito à CRP, o princípio da igualdade impõe a prestação de um tratamento igual ao que é igual, e um tratamento diferente para o que é diferente, proibindo a criação de medidas e práticas discriminatórias. Ou seja, assumindo que se deverá considerar os iguais de forma igual; então, um efeito desse entendimento é, exatamente, que não haja um tratamento diferenciado para ninguém, sem um fundamento ou justificação razoável. Por isso, o princípio da proibição da discriminação está interligado ao princípio da igualdade. Pode, assim, diferenciar-se um indivíduo do outro ou igualarem-se dois ou mais indivíduos que estão em situações ou condições diferentes, desde que haja uma justificação, que deve ser razoável e objetiva — só não é permitido discriminar.

---

[35] CANOTILHO, *op. cit.*
[36] *Ibid.*
[37] MIRANDA, J. *Manual de direito constitucional*. Coimbra: Coimbra Editora, 2012. t. 4.
[38] CAUPERS, J. Os direitos fundamentais dos trabalhadores e a Constituição. Coimbra: Almedina, 1985.
[39] AMARAL, M. O princípio da igualdade na Constituição portuguesa. *In*: MIRANDA, J. (ed.). *Estudos em homenagem ao prof. doutor Armando M. Marques Guedes*. Coimbra: Coimbra Editora, 2004. p. 35-57.
[40] *Cf.* Acórdão do Tribunal Constitucional 231/1994, de 28 de abril.

Resumindo, a discriminação existe ao estarmos perante uma diferenciação arbitrária, a qual não tem uma justificação plausível num Estado de direito democrático[41]. Nessa linha de pensamento, é necessário referir que o direito pode e, no nosso entender, tem de ser uma ferramenta que garanta a igualdade, proporcionando um tratamento igual ao que é igual e um tratamento desigual ao que é desigual — é essa a forma de atingir a justiça.

Portanto, o princípio da igualdade é um princípio constitucional e também um direito fundamental defendido pela CRP, atuando na regulação da ordem social. Se não fosse assim, como ainda se verifica hoje não só em Portugal, mas em muitos outros países, as situações de desigualdade assumiriam outras proporções (mais preocupantes, pois sabe-se que não havia regulação, e eram mais frequentes as situações em que uns cidadãos eram privilegiados; e outros, oprimidos).

A igualdade, pois, não se limita ao tratamento igual perante a lei, é muito mais que isso, pois a igualdade refere-se ao ser humano, mas não por ser gordo ou magro, pobre ou rico, bonito ou feio, branco, negro ou pardo. O tratamento dos homens com igualdade é colocá-los no mesmo nível, isto é, tratá-los como seres humanos[42]. Assim, a igualdade nos direitos, ou a igualdade dos direitos, retrata um momento subsequente na equalização de cada indivíduo com relação à igualdade perante a lei, percebida como eliminação das discriminações da sociedade por estamentos: isso evidencia o igual usufruto por parte dos cidadãos, e a igualdade dos direitos significa a igualdade em todos os direitos fundamentais indicados numa Constituição, pelo que podem ser definidos como fundamentais os que devem ser usufruídos por qualquer cidadão sem discriminações oriundas de classe social, da religião, do sexo, da raça etc.[43]

De fato, "a igualdade pela qual pugnamos [...] expressa um regime jurídico claro, no qual as pessoas devem ser tratadas como iguais pelo Direito e, como tal, têm determinados direitos e deveres – esta é a máxima que deve ser almejada por e para todos"[44]. Enquanto um dos estruturantes

---

[41] Informação retirada do documento intitulado de "Capítulo V — O Princípio da Igualdade e o Princípio da Proibição da Discriminação". Disponível em: https://igc.fd.uc.pt/timor/pdfs/cap_V.pdf. Acesso em: 9 jan. 2024.
[42] MOURA, P. *A finalidade do princípio da igualdade*. A nivelação social: interpretação dos atos de igualar. Porto Alegre: Sérgio António Fabris, 2005. p. 23.
[43] BOBBIO, *op. cit.*, p. 41.
[44] CALEIRA, J. Do princípio da igualdade nos contingentes especiais de acesso ao ensino superior. *Verbo Jurídico*, [S. l.], p. 4, 2012.

princípios do Estado de direito democrático, o princípio da igualdade é o mais presente nas Constituições. Conserva fundamentalmente a mesma ligação com o ideal de justiça, a luta contra os privilégios, e a dignidade da pessoa humana, que regiam, já no seu acolhimento, o princípio da igualdade nos primórdios do Estado de direito, tal como é hoje em dia entendido na generalidade dos Estados democráticos. Por um lado, reúne as distintas dimensões que, ao longo dessa evolução secular, foram sendo averiguadas; no entanto, por outro lado, abre-se a novas e discutíveis utilizações que dele fazem um princípio sempre aberto, controverso e de compreensão pouco linear, contrariamente ao que poderia sugerir uma evolução refinada ao longo dos últimos 200 anos[45].

B) IGUALDADE EM SENTIDO MATERIAL OU SUBSTANTIVO

A igualdade em sentido material ou substantivo transcende o conceito de igualdade perante a lei ao reconhecer que a mera eliminação de discriminação legal não é suficiente para garantir uma sociedade verdadeiramente justa e igualitária[46]. Ela mergulha nas realidades concretas que moldam a vida das pessoas e procura abordar as disparidades sociais e econômicas que frequentemente restringem o alcance pleno dos Direitos Humanos.

A igualdade em sentido material ou substantivo representa um olhar atencioso para além das cláusulas legais, adentrando os meandros das condições tangíveis em que as pessoas vivem. Essa noção de igualdade não se restringe à letra da lei, mas aprofunda-se nas realidades sociais e econômicas que moldam as experiências individuais e coletivas. A igualdade material reconhece a existência inequívoca de desigualdades profundamente enraizadas, que muitas vezes minam a capacidade das pessoas de exercerem plenamente os seus direitos fundamentais.

É como se a igualdade material erguesse um espelho para a sociedade, refletindo as disparidades que podem limitar as oportunidades e o bem-estar de certos grupos. Essa abordagem está intrinsecamente ligada a uma missão: enfrentar essas desigualdades e assegurar que todos tenham um acesso equitativo às oportunidades e aos recursos necessários para uma vida com dignidade. Dessa forma, a igualdade material opera como

---

[45] NOVAIS, *op. cit.*, p. 101.
[46] CAIN, P. A. Feminism and the limits of equality. *Ga. L. Rev.*, [S. l.], v. 24, p. 803, 1989.

uma força transformadora, procurando reequilibrar as dinâmicas sociais e econômicas que perpetuam a marginalização.

Para atingir tal objetivo, a igualdade material vale-se de um conjunto diversificado de instrumentos[47].

Nesse sentido, a igualdade material vai além da mera igualdade perante a lei, procurando nivelar o campo de jogo das oportunidades reais. Ela empenha-se em remover os obstáculos que se interpõem entre indivíduos e o pleno exercício dos seus direitos, garantindo que todos possam desfrutar de condições de vida condignas. Isso pode abranger desde a promoção de acesso universal à educação de qualidade até o asseguramento de cuidados de saúde abrangentes, do fomento de empregos estáveis e justos à provisão de habitação adequada e outros serviços essenciais[48].

Importante notar que essa abordagem não antagoniza com a igualdade perante a lei, mas, antes, coexiste com ela num intercâmbio harmonioso. Essas duas dimensões de igualdade entrelaçam-se e complementam-se, representando ângulos diferentes de uma mesma aspiração de justiça social. Ambas são peças fundamentais na construção de uma sociedade verdadeiramente igualitária, capaz de enfrentar tanto a discriminação legal quanto as disparidades econômicas, rumo a um panorama mais equitativo e inclusivo.

O equilíbrio entre essas duas abordagens pode oscilar conforme o contexto sociopolítico e cultural de cada país. Cada nação, enraizada na sua história e em circunstâncias únicas, deve considerar o equilíbrio ideal para alcançar os seus objetivos de justiça e igualdade. A procura pela igualdade material não é apenas um chamado à ação, mas um convite a reimaginar uma sociedade onde todos os indivíduos possam trilhar os seus caminhos com igualdade de oportunidades e justiça, independentemente das suas origens ou condições iniciais.

No entanto, a busca pela igualdade material não é isenta de desafios. Encontrar o equilíbrio entre a promoção da igualdade e o estímulo à iniciativa individual é uma consideração delicada. Além disso, a implementação eficaz de políticas de igualdade material requer um compromisso político

---

[47] Políticas públicas, por exemplo, podem ser implementadas para redistribuir recursos e reduzir as discrepâncias econômicas, visando à equidade. Programas de ação afirmativa têm o propósito de corrigir desequilíbrios históricos, proporcionando oportunidades especiais para grupos que tradicionalmente enfrentaram discriminação e desvantagens.
[48] DRAY, G. M. *O princípio da igualdade no direito do trabalho*: sua aplicabilidade no domínio específico na formação de contratos individuais de trabalho. Coimbra: Almedina, 1999. p. 77 *et seq.*

sólido e uma avaliação constante para garantir que as medidas adotadas efetivamente abordem as desigualdades subjacentes.

Em resumo, a igualdade material é uma busca enérgica para tornar a igualdade de direitos uma realidade palpável para todos, abordando tanto as barreiras legais quanto as socioeconômicas. Ela destaca a importância de reconhecer e enfrentar as desigualdades profundamente arraigadas que podem prejudicar o progresso e o bem-estar da sociedade como um todo. Por meio da promoção de políticas inclusivas e da criação de um ambiente que valoriza a equidade, a igualdade material representa um passo vital na direção de uma sociedade mais justa, onde todos têm a oportunidade de prosperar e contribuir plenamente[49].

1.4 A IGUALDADE DA MULHER COMO CONDIÇÃO DE EFETIVAÇÃO DO PRINCÍPIO DA DIGNIDADE DA PESSOA HUMANA A SER ASSEGURADO PELOS ESTADOS

A igualdade da mulher é fundamental para a efetivação do princípio da dignidade da pessoa humana, que deve ser assegurado pelos Estados. Esse princípio reconhece o valor intrínseco e igual de todas as pessoas, independentemente do seu gênero, e estabelece que todos têm direito a ser tratados com respeito, justiça e igualdade.

A igualdade da mulher é um componente essencial para certificar a dignidade de todas as pessoas. Quando as mulheres são tratadas de forma desigual, seja por meio de discriminação legal, seja por meio de práticas sociais injustas ou desigualdades estruturais, a sua dignidade é comprometida. Isso ocorre porque a desigualdade de gênero impede o desenvolvimento pleno das mulheres, limita as suas oportunidades e viola os seus direitos fundamentais.

As mulheres têm direito à igualdade em todos os aspectos da vida, incluindo igualdade de acesso à igualdade de oportunidades de emprego, educação, igualdade de remuneração, igualdade de participação política e igualdade no acesso a serviços de saúde, entre outros. Quando esses direitos são negados ou limitados com base no gênero, a dignidade das mulheres é violada[50].

---

[49] ATUGUBA, R. *Equality, non-discrimination and fair distribution of the benefits of development*. Lisboa: APF, c2023.
[50] ASSOCIAÇÃO PARA O PLANEAMENTO DA FAMÍLIA (APF). *Igualdade de género*. [S. l.]: APF, c2023.

Além disso, a igualdade da mulher é fundamental para promover a igualdade de gênero como um todo e combater a discriminação e a violência baseada no gênero. A discriminação contra as mulheres afeta não apenas as próprias mulheres, mas também a sociedade integralmente, pois impede o pleno desenvolvimento e participação das mulheres em todas as esferas da vida.

Os Estados têm a responsabilidade de promover e proteger a igualdade da mulher como parte da sua obrigação de garantir a dignidade da pessoa humana. Isso envolve a adoção de legislação e políticas que proíbam a discriminação de gênero, que promovam a igualdade de oportunidades e combatam a violência e a exploração das mulheres. Além disso, os Estados devem trabalhar para eliminar as desigualdades estruturais e promover uma cultura de igualdade e respeito pelos direitos das mulheres.

Quando a igualdade da mulher é assegurada, a dignidade da pessoa humana é fortalecida, uma vez que cada mulher é tratada como um ser humano de valor e com direitos inalienáveis. A conquista da igualdade de gênero é uma busca contínua e essencial para a construção de sociedades mais justas, inclusivas e respeitosas com a dignidade de todas as pessoas.

Prosseguindo com o raciocínio exposto, é imperativo reconhecer que a luta pela igualdade da mulher não se restringe a um mero princípio abstrato. Ela permeia as estruturas fundamentais de uma sociedade justa e equitativa, moldando as interações individuais e os sistemas coletivos. A procura incessante pela igualdade de gênero é essencial para tecer o tecido social que honra e respeita a dignidade de todas as pessoas, independentemente do sexo.

A igualdade de gênero, ao certificar que as mulheres tenham acesso pleno e igualitário a todas as oportunidades, contribui para a prosperidade econômica, para o enriquecimento cultural e para a evolução intelectual de uma nação. A capacidade das mulheres de participar ativamente em todas as esferas, seja na tomada de decisões, seja na liderança empresarial ou na criação de políticas, enriquece a diversidade de perspectivas e fortalece a tessitura social.

A igualdade da mulher também lança as bases para um futuro sustentável e pacífico. Quando as mulheres são capacitadas e envolvidas, a probabilidade de conflitos diminui e as hipóteses de desenvolvimento humano avançado aumentam. O respeito à dignidade de todas as pessoas, sem distinção de gênero, é alicerçado na promoção de direitos iguais e justiça social.

Os Estados, nesse contexto, assumem a responsabilidade de agir como guardiões dessa procura contínua pela igualdade. Ao implementar políticas inclusivas, eliminar barreiras discriminatórias e assegurar que as mulheres sejam tratadas com equidade em todas as esferas, os Estados estão cumprindo não apenas uma obrigação moral, mas também investindo no progresso coletivo.

Em conclusão, a igualdade da mulher está intrinsecamente ligada à realização plena do princípio da dignidade da pessoa humana. Ela transcende os limites de gênero para abraçar a diversidade humana como um todo, celebrando a contribuição de cada indivíduo para a tapeçaria social. A busca pela igualdade de gênero é, portanto, uma jornada ininterrupta e essencial na construção de sociedades verdadeiramente inclusivas, justas e profundamente respeitosas da dignidade de todas as pessoas.

O ALCANCE JURÍDICO-PRÁTICO DA IGUALDADE DA MULHER: O PAPEL DA MULHER NA SOCIEDADE E PERANTE O ESTADO

O alcance jurídico-prático da igualdade da mulher abrange diversas dimensões, incluindo o papel da mulher na sociedade e perante o Estado. Isso implica a garantia de direitos iguais, a eliminação da discriminação de gênero e a promoção da participação plena e igualitária das mulheres em todas as esferas da vida.

A igualdade da mulher requer a existência de leis que proíbam a discriminação de gênero e garantam direitos iguais. Isso inclui legislação que assegure a igualdade de oportunidades de emprego, a igualdade salarial, a proteção contra a violência de gênero, o acesso igualitário à justiça, a igualdade de acesso à educação e aos serviços de saúde, entre outros. Essas leis devem ser implementadas de forma efetiva e assegurar a aplicação justa e imparcial.

A igualdade da mulher requer o reconhecimento e apoio à participação política das mulheres em igualdade de condições com os homens. Isso envolve garantir a representação adequada das mulheres em cargos de tomada de decisão política, desde os níveis locais até os níveis nacionais e internacionais. Além disso, é fundamental encorajar e apoiar o engajamento ativo das mulheres na política, tanto como eleitoras quanto como candidatas a cargos públicos.

A igualdade da mulher implica o empoderamento econômico das mulheres, assegurando que elas tenham igualdade de oportunidades no mercado de trabalho, acesso a empregos de qualidade, igualdade salarial e proteção contra a discriminação no local de trabalho[51]. Além disso, políticas de conciliação entre trabalho e vida familiar, acesso a serviços de cuidados infantis e licenças parentais equitativas são importantes para garantir que as mulheres possam participar plenamente do mercado de trabalho e alcançar independência econômica.

A igualdade da mulher envolve ainda o combate à violência baseada no gênero, incluindo a violência doméstica, o assédio sexual, o tráfico de pessoas e outras formas de Violência Contra as Mulheres (VCM). Isso requer a implementação de legislação abrangente, políticas de prevenção, proteção e suporte às vítimas, além de garantir o acesso à justiça e a punição dos agressores[52].

Também exige investimentos significativos na educação e na conscientização sobre os direitos das mulheres, a igualdade de gênero e a desconstrução de estereótipos de gênero prejudiciais. É fundamental promover uma cultura de respeito, igualdade e inclusão desde a infância, a fim de superar os preconceitos e as barreiras que limitam as oportunidades das mulheres.

Em relação ao papel da mulher perante o Estado, é importante garantir que as mulheres tenham acesso a mecanismos efetivos de participação e representação, como o direito de voto, o acesso a cargos públicos e a participação em processos de tomada de decisão.

No contexto da busca pela igualdade de gênero, o alcance jurídico-prático da igualdade da mulher assume um papel de destaque, explorando diversas dimensões que transcendem as fronteiras sociais e governamentais. Entre essas dimensões, merece atenção especial o papel que a mulher desempenha na sociedade e em relação ao Estado, uma vez que essa interação reflete e molda a dinâmica do progresso humano.

A promoção do alcance jurídico-prático da igualdade da mulher exige um compromisso inabalável com a eliminação das barreiras discriminatórias e a garantia de direitos igualitários. Isso se traduz num arcabouço legal

---

[51] NUNES, D.; SILVA, J.; TOMÉ, S. O direito fundamental ao trabalho e a equidade racial e de gênero. *Revista Brasileira de Direitos Fundamentais & Justiça*, [S. l.], v. 14, n. 42, p. 373-404, 2020.

[52] SCHONARD, M. Equality between men and women. *European Parliament*, [S. l.], Apr. 2023.

sólido que vise à erradicação da disparidade de gênero em várias esferas, incluindo o mundo do trabalho, a participação política, a proteção contra a violência e o acesso equitativo.

1.5 O DIREITO À IGUALDADE E À NÃO DISCRIMINAÇÃO DA MULHER NOS DIPLOMAS INTERNACIONAIS

O direito à igualdade e à não discriminação da mulher é reconhecido e protegido por diversos diplomas internacionais. Esses instrumentos legais estabelecem princípios e obrigações para os Estados a fim de promover a igualdade de gênero e eliminar a discriminação contra as mulheres. Analisam-se seguidamente alguns dos principais tratados e convenções internacionais.

A Convenção sobre a Eliminação de Todas as Formas de Discriminação contra as Mulheres foi aplicada pela Assembleia Geral das Nações Unidas em 1979. A Cedaw é considerada a «Carta Internacional dos Direitos das Mulheres». Ela estabelece os direitos fundamentais das mulheres e obriga os Estados signatários a tomar medidas para eliminar a discriminação de gênero em todas as esferas da vida, como direitos civis e políticos, direitos econômicos, sociais e culturais, educação, saúde e participação na vida pública.

Depois, a Declaração Universal dos Direitos Humanos, adotada pela Assembleia Geral das Nações Unidas em 1948[53], proclama que todos os seres humanos nascem livres e iguais em dignidade e direitos. Estabelece o princípio da não discriminação baseada em características pessoais, incluindo o gênero. A Declaração Universal é um documento fundamental que serve de base para a proteção dos Direitos Humanos, incluindo os direitos das mulheres.

A Convenção sobre a Nacionalidade da Mulher Casada[54]: adotada em 1957, essa convenção visa garantir que a nacionalidade de uma mulher não seja automaticamente alterada pelo casamento, evitando a discriminação de gênero nesse contexto. Essa convenção foi elaborada para abordar uma preocupação específica: garantir que o casamento de uma mulher com um estrangeiro não resultasse na perda automática de sua nacionalidade original. Isso era particularmente relevante num contexto em que a cidadania

---

[53] ORGANIZAÇÃO DAS NAÇÕES UNIDAS (ONU). *Declaração Universal dos Direitos Humanos*. [S. l.]: UN, 10 dez. 1948.
[54] Disponível em: https://gddc.ministeriopublico.pt/sites/default/files/conv-nacionalidademulherescasadas.pdf. Acesso em: 4 ago. 2023.

e a nacionalidade muitas vezes determinavam os direitos e privilégios de um indivíduo, incluindo o acesso a serviços básicos, emprego, educação e participação na vida pública.

Ao garantir que a nacionalidade da mulher não fosse afetada pelo casamento, a convenção contribuiu para evitar situações em que as mulheres poderiam tornar-se efetivamente apátridas ou perder direitos essenciais simplesmente por se casarem com um cidadão estrangeiro. Isso foi particularmente relevante para mulheres em países onde a nacionalidade era transmitida exclusivamente por linhagem paterna, o que poderia levar a situações injustas em que seus filhos também perdiam automaticamente a nacionalidade da mãe.

A Convenção sobre a Nacionalidade da Mulher Casada, além de proteger os direitos das mulheres em termos de nacionalidade, desempenhou um papel fundamental na promoção da igualdade de gênero. Ao eliminar a discriminação automática com base no gênero no contexto do casamento, a convenção contribuiu para o reconhecimento das mulheres como cidadãs independentes, com direitos iguais aos dos homens em relação à sua própria nacionalidade e à nacionalidade dos seus filhos.

A adoção e a implementação dessa convenção por diversos países ao redor do mundo ajudaram a estabelecer um precedente para a proteção dos direitos das mulheres no âmbito legal e contribuíram para uma maior conscientização sobre as implicações da discriminação de gênero em questões de cidadania e nacionalidade. Em última análise, a Convenção sobre a Nacionalidade da Mulher Casada é um exemplo significativo de como os tratados internacionais podem ser instrumentos poderosos na promoção da igualdade de gênero e na eliminação da discriminação.

O Pacto Internacional dos Direitos Civis e Políticos (PIDCP), adotado pela Assembleia Geral das Nações Unidas, em 1966[55], reconhece os direitos civis e políticos fundamentais de todas as pessoas, sem discriminação. Ele proíbe a discriminação baseada em sexo e estabelece o direito à igualdade perante a lei e à proteção contra a discriminação.

A Convenção Interamericana para Prevenir, Punir e Erradicar a Violência contra a Mulher foi ratificada pela Organização dos Estados Americanos em 1994. Conhecida como Convenção de Belém do Pará, é um tratado regional que visa eliminar a violência contra as mulheres. Ela

---

[55] ORGANIZAÇÃO DAS NAÇÕES UNIDAS (ONU). *Pacto Internacional sobre os Direitos Civis e Políticos*. [S. l.]: ONU, 16 dez. 1966.

reconhece que a violência contra as mulheres constitui uma violação dos Direitos Humanos e estabelece obrigações para os Estados na prevenção, punição e erradicação da violência de gênero[56].

A Resolução 1325 do Conselho de Segurança da Organização das Nações Unidas (ONU)[57] foi aprovada em 2000, e reconhece o impacto desproporcional dos conflitos armados nas mulheres, instando os Estados a garantir a participação plena das mulheres na prevenção e resolução de conflitos. Representa um marco significativo no reconhecimento do impacto singular que os conflitos armados têm sobre as mulheres e na promoção da sua participação ativa na prevenção e resolução desses conflitos. Essa resolução pioneira surge de uma compreensão cada vez maior de que as mulheres frequentemente enfrentam consequências desproporcionais durante períodos de conflito, bem como de que a sua participação ativa é fundamental para alcançar uma paz duradoura e sustentável.

Um dos pilares centrais da Resolução 1325 é a noção de que as mulheres são mais do que vítimas passivas dos conflitos armados. Elas têm papéis ativos e cruciais nas suas comunidades e, portanto, devem ser reconhecidas como agentes importantes na promoção da paz e da segurança. A resolução chama atenção para a necessidade de garantir que as vozes e perspectivas das mulheres sejam incorporadas nas estratégias de prevenção de conflitos, mediação e recuperação pós-conflito.

Além disso, a Resolução 1325 ressalta a importância da igualdade de gênero em todos os aspectos da paz e segurança. Destaca a necessidade de abordar as raízes profundas da discriminação de gênero e da violência sexual durante os conflitos, bem como garantir o acesso das mulheres a serviços de proteção e justiça. Isso inclui a prevenção e punição da violência sexual como arma de guerra, bem como a proteção das mulheres e meninas de todas as formas de violência.

Depois, a Plataforma de Ação de Pequim foi resultado da Quarta Conferência Mundial sobre a Mulher em 1995[58]. A Plataforma aborda 12 áreas-chave de preocupação para a promoção dos direitos das mulheres, incluindo igualdade, educação, saúde e participação política, estabelecendo metas e estratégias específicas para cada uma delas. Essas áreas-chave são:

---

[56] SILVA, D.; SERRA, M. Violência obstétrica: uma análise sob o prisma da autonomia, beneficência e dignidade da pessoa humana. *Revista Brasileira de Direitos e Garantias Fundamentais*, [S. l.], v. 3, n. 2, p. 42-65, jul./dez. 2017.
[57] Disponível em: https://www.cig.gov.pt/wp-content/uploads/2021/06/Resolucao-1325-CS-ONU.pdf. Acesso em: 4 ago. 2023.
[58] Disponível em: https://plataformamulheres.org.pt/projectos/platacaopequim/. Acesso em: 4 ago. 2023.

Mulheres e Pobreza; Educação e Formação; Saúde; Violência contra a Mulher; Conflitos Armados; Economia; Poder e Tomada de Decisão; Mecanismos Institucionais para o Avanço da Mulher; Direitos Humanos das Mulheres; Meios de Comunicação; Ambiente; Meninas.

A Plataforma de Ação de Pequim não identifica apenas essas áreas de preocupação, mas também estabelece metas claras e ações específicas a serem tomadas pelos governos, organizações internacionais e sociedade civil para alcançar a igualdade de gênero e promover os direitos das mulheres. Ela representa um compromisso global em direção a um mundo mais justo e igualitário para todas as pessoas, independentemente do seu gênero.

A Convenção das Nações Unidas sobre os Direitos das Pessoas com Deficiência (PcDs)[59] é um tratado internacional que procura promover e proteger os Direitos Humanos das pessoas com deficiência em todo o mundo. Ela reconhece a igualdade de direitos e oportunidades para todas as pessoas, independentemente das suas capacidades, e visa eliminar a discriminação e as barreiras que essas pessoas enfrentam em diferentes aspectos da vida.

Uma das características importantes dessa convenção é o reconhecimento das barreiras específicas enfrentadas pelas mulheres e meninas com deficiência. Essas barreiras podem ser de natureza dupla, resultantes tanto da discriminação baseada no gênero quanto da discriminação baseada na deficiência. Muitas vezes, as mulheres e meninas com deficiência enfrentam desafios adicionais devido à intersecção de gênero e deficiência, o que pode resultar em formas únicas de discriminação e exclusão.

A Convenção exige que os Estados tomem medidas para garantir que as mulheres e meninas com deficiência tenham igualdade de acesso a serviços de saúde, educação, emprego, participação política e outras áreas da vida. Reconhece a necessidade de abordar questões específicas, como a violência de gênero e a exploração, que podem afetar de forma desproporcional as mulheres e meninas com deficiência.

Portanto, a Convenção das Nações Unidas sobre os Direitos das Pessoas com Deficiência desempenha um papel crucial ao destacar as questões específicas enfrentadas pelas mulheres e meninas com deficiência e ao exigir ações concretas para garantir a sua igualdade de direitos e oportunidades.

Por último, embora não sejam um tratado em si, os Objetivos de Desenvolvimento Sustentável (ODS), da Agenda 2030 da ONU, incluem

---

[59] Disponível em: https://gddc.ministeriopublico.pt/sites/default/files/documentos/instrumentos/pessoas_deficiencia_convencao_sobre_direitos_pessoas_com_deficiencia.pdf. Acesso em: 4 ago. 2023.

o quinto Objetivo de Desenvolvimento Sustentável[60], que visa alcançar a igualdade de gênero e empoderar todas as mulheres e meninas. Esse objetivo reconhece que a discriminação de gênero persiste em todo o mundo, limitando o pleno potencial de metade da população global e contribuindo para desigualdades profundas e persistentes. O ODS 5 procura abordar essas questões de forma abrangente e integrada, e inclui metas específicas para:

I. Eliminar todos os meios de discriminação e violência contra mulheres e meninas;

II. Eliminar práticas prejudiciais, como é o caso do casamento infantil e da mutilação genital feminina;

III. Garantir a participação plena e legítima das mulheres e a igualdade de oportunidades em posições de liderança e tomada de decisão;

IV. Garantir o acesso igualitário para a educação, saúde e empoderamento econômico;

V. Reconhecer e valorizar o trabalho de cuidado não remunerado, muitas vezes desempenhado por mulheres;

VI. Promover políticas que promovam a igualdade de gênero e os direitos das mulheres.

Além disso, o ODS 5 reconhece a importância de garantir a igualdade de gênero como um meio para alcançar muitos outros objetivos de desenvolvimento, desde a erradicação da pobreza até a promoção da saúde e bem-estar, educação de qualidade, trabalho decente, redução das desigualdades e construção de instituições eficazes.

Ao enfatizar a igualdade de gênero e o empoderamento das mulheres e meninas, o ODS 5 reconhece a importância fundamental de superar as desigualdades de gênero para promover um desenvolvimento sustentável verdadeiramente inclusivo e equitativo. Isso reflete o compromisso global de criar um mundo no qual todas as pessoas tenham a oportunidade de prosperar, independentemente do gênero, e onde os direitos e as contribuições de mulheres e meninas sejam valorizados e reconhecidos.

---

[60] Disponível em: https://unescoportugal.mne.gov.pt/pt/temas/objetivos-de-desenvolvimento-sustentavel/os-17-ods/objetivo-de-desenvolvimento-sustentavel-5-igualdade-de-genero. Acesso em: 4 ago. 2023.

Esses são apenas alguns exemplos dos diplomas internacionais que reconhecem e protegem o direito à igualdade e à não discriminação das mulheres. É importante ressaltar que os Estados são responsáveis por garantir a implementação efetiva desses instrumentos, adotando legislação nacional adequada e implementando políticas adequadas.

1.6 CONCLUSÃO

No decorrer deste capítulo, exploramos minuciosamente o enquadramento legal dos direitos da mulher em relação à discriminação de gênero, abrangendo uma ampla gama de tópicos cruciais. Iniciamos a nossa análise examinando a evolução histórica e legislativa da conquista pela "igualdade" como um direito humano fundamental. Foi possível discernir os vários sentidos e acepções do direito à "igualdade", diferenciando igualdade formal ou objetiva e igualdade material ou substantiva. Essa distinção revela nuances importantes na procura por equidade de gênero, não apenas em termos legais, mas também em termos de oportunidades e realidades cotidianas.

Uma ênfase significativa foi dada à compreensão de que a igualdade da mulher é intrinsecamente ligada à efetivação do princípio da dignidade da pessoa humana, um princípio fundamental que os Estados têm a responsabilidade de assegurar. Ao explorar o alcance jurídico-prático da igualdade da mulher, analisamos o papel essencial que a mulher desempenha na sociedade e perante o Estado. Essa perspectiva ampliada reforça a importância de promover uma igualdade substancial que vá além das estruturas legais, abordando desafios sistêmicos e preconceitos arraigados.

Além disso, aprofundamos a investigação sobre o direito à igualdade e à não discriminação da mulher nos diplomas internacionais. Ao fazê-lo, destaca-se a relevância de acordos e tratados globais na luta contra a discriminação de gênero. Esses instrumentos legais desempenham um papel fundamental na defesa dos direitos da mulher, proporcionando uma base sólida para a criação e implementação de políticas e práticas que promovam a igualdade substancial e combatam a discriminação em todas as suas formas.

Em síntese, este capítulo oferece uma análise abrangente e criteriosa do enquadramento legal dos direitos da mulher perante a discriminação de gênero. Ao examinar a evolução histórica, os diferentes significados da igualdade, o papel da mulher na sociedade e no Estado, bem como a relevância dos diplomas internacionais, obtivemos insights valiosos que lançam bases sólidas para a compreensão e a defesa contínuas dos direitos da mulher no contexto global. Esse estudo é fundamental para avançarmos em direção a uma sociedade mais justa, igualitária e inclusiva para todas as pessoas, independentemente do gênero.

Em conclusão, a luta pelo direito humano da mulher à igualdade tem sido uma jornada histórica e legislativa em busca de direitos iguais e oportunidades equitativas. Ao longo do tempo, as mulheres enfrentaram discriminação e desigualdade em várias sociedades, mas ocorreram avanços significativos.

OS DIREITOS HUMANOS DA MULHER NO CONTEXTO OBSTÉTRICO

2.1 NOTA PRÉVIA

O capítulo que agora se inicia, intitulado "Os Direitos Humanos das mulheres no contexto obstétrico", representa uma exploração aprofundada e crucial de questões fundamentais relacionadas com a saúde e os direitos das mulheres durante o processo de gravidez, parto e pós-parto. No contexto da medicina obstétrica, essas questões tornaram-se cada vez mais relevantes, uma vez que é reconhecida a necessidade de garantir que os Direitos Humanos das mulheres sejam respeitados e protegidos em todas as circunstâncias.

Este capítulo está estruturado em mais quatro partes interligadas, cada uma abordando aspectos essenciais desse tema complexo e multifacetado. Na segunda parte, "Os direitos e garantias das mulheres no contexto obstétrico", exploramos uma variedade de direitos fundamentais que devem ser garantidos às mulheres durante a gravidez, o parto e o período pós-parto. Esses direitos incluem o direito ao respeito, à integridade física e psicológica, a um tratamento digno, à informação completa sobre a sua saúde e a do seu filho, ao consentimento esclarecido, à autodeterminação reprodutiva, a elaboração e seguimento de um plano de parto, à liberdade de movimentos, ao acompanhamento, à privacidade e à confidencialidade e, não menos importante, o direito a cuidados de saúde oportunos, de qualidade e seguros. Cada um desses direitos é analisado em pormenor, com referência à legislação e aos princípios éticos relevantes.

A terceira parte deste capítulo trata da ética da profissão médica na especialidade de obstetrícia, conhecida como "*legis artis*". Aqui, analisamos os princípios deontológicos e os princípios bioéticos que devem orientar a conduta dos profissionais de saúde, nomeadamente dos obstetras, na sua relação com as mulheres grávidas. Esses princípios éticos são essenciais para garantir o respeito pelos direitos das mulheres e para que a prática médica seja efetuada de forma ética e responsável.

Na quarta parte, abordamos a questão da "violência obstétrica" como um desvio da *"legis artis"* médica no contexto da medicina obstétrica. Essa forma de violência, muitas vezes sutil e invisível, constitui uma violação grave dos Direitos Humanos das mulheres e exige uma análise aprofundada. Exploramos os diferentes tipos de violência obstétrica, os fatores que a perpetuam e as formas de prevenir e combater essa prática nociva.

Este capítulo pretende, então, fornecer uma visão abrangente e clara dos direitos das mulheres no contexto obstétrico e das questões éticas associadas à prática médica nessa área.

2.2 OS DIREITOS E GARANTIAS DA MULHER NO CONTEXTO OBSTÉTRICO

Falar em direitos e garantias da mulher no contexto obstétrico é falar nos direitos sexuais e reprodutivos das mulheres, cujo acesso tem sido progressivamente fortalecido por meio de uma série de medidas legais.

Entre muitos documentos legislativos consagrando o direito à educação sexual, ao planejamento familiar e à contracepção de emergência, encontra-se o direito das mulheres à especial proteção durante a gravidez e após o parto. A Constituição da República Portuguesa, no seu Art. 68, consagra de forma inequívoca o direito à proteção específica da mulher durante a gravidez e no pós-parto. Essa proteção é concretizada por vários meios, nomeadamente por meio do direito à assistência médica pública, direito esse que radica no caráter universal do Serviço Nacional de Saúde (SNS), consagrado no n.º 2 do Art. 64.

Além disso, a Lei de Bases da Saúde (LBS) é fundamental para traduzir este compromisso constitucional em medidas práticas. Essas medidas foram especificamente concebidas para fazer face aos riscos específicos enfrentados por determinados grupos, incluindo as mulheres grávidas, e abrangem uma série de disposições destinadas a salvaguardar o seu bem-estar. Por exemplo, a lei dá prioridade aos cuidados a prestar às mulheres grávidas, entre outros, tal como previsto na Lei 48/1990, de 24 de agosto, na Base II, n.º 1, alínea "c".

Sem dúvida, é fundamental sublinhar a autonomia da mulher grávida enquanto paciente de cuidados de saúde. No contexto dos cuidados de maternidade, a futura mãe tem o direito inerente de exercer controle sobre a sua experiência de trabalho de parto e parto. Isso inclui o direito fundamental de fazer escolhas esclarecidas em relação a procedimentos e intervenções médicas que possam ser recomendados ou necessários durante o processo de parto.

A este respeito, é imperativo fazer referência à Lei 15/2014, promulgada a 21 de março, que constitui uma peça fundamental de legislação que consolida os direitos e responsabilidades dos usuários dos serviços de saúde. Esse enquadramento legal articula de forma inequívoca o seguinte: "O usuário dos serviços de saúde conserva o direito de escolha dos serviços e prestadores de cuidados de saúde, dentro dos limites dos recursos disponíveis" (Art. 2º, n.º 1).

As mulheres grávidas e em processo de parto beneficiam-se de uma isenção de taxas moderadoras no âmbito do sistema de saúde. Essa isenção abrange vários aspectos dos seus cuidados médicos, garantindo a acessibilidade e a acessibilidade económica durante esse período crucial[61].

O internamento durante a gravidez, incluindo o internamento necessário numa maternidade, é totalmente gratuito. Essa política estende-se a todas as consultas médicas e exames médicos necessários efetuados durante toda a gravidez e até 60 dias após o parto, garantindo que considerações financeiras não impeçam o acesso a serviços de saúde essenciais durante essa fase significativa da vida da mulher[62].

A promoção de cuidados de saúde centrados no ser humano é um objetivo fundamental que se encontra expresso em vários regulamentos que regem os direitos dos pacientes e usuários dos serviços de saúde. No entanto, é preciso salientar que os casos de maus-tratos, abuso e violência obstétrica durante o parto ainda não foram claramente definidos ou categorizados no quadro jurídico existente[63].

No domínio dos direitos legalmente consagrados, um aspecto particularmente significativo, que será aprofundado mais adiante, diz respeito ao direito da mulher grávida de escolher a pessoa que deseja para a acompanhar durante o trabalho de parto. Esse acompanhante pode oferecer apoio e presença não só durante o trabalho de parto, mas também durante todo o período que antecede o parto e durante a fase pós-parto.

---

[61] AMARAL, M. L. *Contribuição do Provedor de Justiça de Portugal para o estudo da Federação Iberoamericana de Ombudsmen sobre direitos reprodutivos e violência obstetrícia*. Lisboa: Provedor da Justiça, maio 2019. p. 3.

[62] *Ibid.*, p. 3.

[63] SIMÕES, V. A. S. *A violência obstétrica*: a violência institucionalizada contra o género. Lisboa: Associação Portuguesa das Mulheres Juristas, 2016. p. 31.

Este direito fundamental encontra o seu enquadramento normativo na Lei 15/2014, de 21 de março, especificamente nos Arts. 12.2, 16, 17 e 32. Essas disposições legais sublinham a importância de garantir que as mulheres grávidas tenham a autonomia de designar uma pessoa de confiança para estar ao seu lado durante essa jornada significativa, abrangendo as fases pré-natal, de trabalho de parto e pós-parto. Este direito reflete um compromisso com os cuidados centrados no paciente e a preservação do bem-estar e do conforto maternos durante o parto.

A experiência do parto é influenciada por um quadro multifacetado que engloba um conjunto de elementos. Esses elementos incluem as regras e os regulamentos estabelecidos que regem o parto, os padrões clínicos e éticos defendidos pelos profissionais de saúde envolvidos e os regulamentos internos específicos de cada instituição de saúde que presta cuidados obstétricos.

Na sua essência, a estrutura que orienta as práticas de parto integra uma complexa interação de considerações legais, médicas e éticas. Essa intrincada teia de normas e princípios serve de bússola para os prestadores de cuidados de saúde enquanto navegam no complexo terreno dos cuidados de maternidade.

Em consonância com esses princípios, o Código Deontológico dos Médicos sublinha uma orientação ética fundamental, afirmando que todas as práticas médicas devem estar firmemente enraizadas nos melhores interesses do paciente. Devem ser rigorosamente evitadas quaisquer ações ou intervenções que careçam de justificação com base no bem-estar do paciente ou que possam inadvertidamente criar exigências falsas ou desnecessárias aos consumidores.

Este imperativo ético encerra a essência de uma prática médica responsável e centrada no paciente, em que as necessidades e os interesses deste permanecem sempre primordiais. Representa um compromisso com os mais elevados padrões de cuidados e sublinha o imperativo de defender os princípios da ética médica ao longo de todo o percurso do parto[64].

A Resolução 175/2017, aprovada pela Assembleia da República em 2 de agosto, apresenta um conjunto de recomendações valiosas que visam melhorar a qualidade dos cuidados de saúde maternos durante a gravidez e o parto. Essas recomendações, dirigidas ao governo, sublinham o com-

---

[64] AMARAL, 2019, p. 5.

promisso de melhorar o bem-estar das futuras mães e de garantir que estas recebam cuidados abrangentes e esclarecidos. As principais recomendações são as seguintes:

  a. Apoiar os programas de saúde materna: colaborar com profissionais de saúde materna e obstetrícia, envolvendo todas as partes interessadas relevantes, e alinhar-se com as orientações fornecidas pela Organização Mundial da Saúde (OMS). Essa abordagem de colaboração procura consolidar os esforços para melhorar a qualidade dos cuidados de saúde materna;

  b. Reforçar os recursos humanos: reforçar a mão de obra nos cuidados de saúde primários e nos hospitais, recrutando mais profissionais de saúde, incluindo médicos, enfermeiros de família e especialistas responsáveis pela saúde sexual e reprodutiva das mulheres. Esse reforço é particularmente pertinente para os cuidados prestados às mulheres grávidas;

  c. Implementar o Plano de Parto Institucional: introduzir e executar um plano institucional de parto. Esse plano visa garantir que as práticas de parto sigam as normas e diretrizes estabelecidas, promovendo uma assistência mais segura e centrada no paciente;

  d. Guia Informativo do Parto em Meio Aquático: elaborar um guia informativo, sob a alçada da Direção-Geral da Saúde (DGS), especificamente focado no parto em meio aquático. Esse guia destina-se a futuras mães e pais e foi concebido para os capacitar a fazer escolhas esclarecidas relativamente às suas experiências de parto;

  e. Operacionalizar os partos na água: facilitar a realização de partos na água no Serviço Nacional de Saúde, dando prioridade às unidades hospitalares do SNS já equipadas para essa prática. Analisar a viabilidade de estender a prática de partos na água para pelo menos uma unidade hospitalar por distrito, ampliando a disponibilidade dessa opção de parto;

  f. Questionário de avaliação: criar um questionário para avaliar os níveis de satisfação das mulheres e dos profissionais de saúde com os serviços de saúde materna, com particular incidência nos serviços de saúde materna e obstetrícia. Essa ferramenta de avaliação é crucial para aferir a eficácia e a qualidade dos cuidados e identificar áreas a melhorar.

Em 2018, uma petição a favor da cessação da violência obstétrica nas enfermarias de parto dos hospitais portugueses obteve um apoio substancial, reunindo um total de 5.656 assinaturas. Essa petição sublinha a gravidade das preocupações relacionadas com as práticas de parto e o bem-estar das futuras mães, articulando várias exigências fundamentais[65].

Em primeiro lugar, apela a uma revisão exaustiva da formação ministrada aos profissionais de obstetrícia. A petição alega que uma parte substancial desses profissionais demonstra uma preocupante falta de conhecimentos sobre a fisiologia do parto normal e as necessidades genuínas das mulheres em trabalho de parto. Esse déficit de conhecimentos resulta frequentemente em intervenções excessivas ou em ações irresponsáveis que, lamentavelmente, tendem a culminar em complicações como a distocia ou cesarianas injustificadas. Estas práticas, para além de contrariarem as recomendações internacionais, são também contrárias à evidência científica estabelecida.

Para além disso, a petição sublinha a necessidade de uma reavaliação completa da legislação existente relativa aos direitos das mulheres durante a gravidez e o parto. Isto implica a defesa da criação de um Plano Institucional de Parto em nível nacional, que sirva de baluarte para salvaguardar os direitos das mulheres durante todo o processo de parto. Um dos princípios centrais desse plano é a garantia inequívoca de que as preferências da mulher durante o trabalho de parto serão respeitadas, com exceções apenas em casos de emergência flagrante.

Por último, a petição salienta a importância da divulgação transparente de informações em todas as unidades obstétricas do Serviço Nacional de Saúde. Essas informações devem estar bem visíveis e acessíveis a todos, com o objetivo principal de educar os indivíduos sobre a Violência Obstétrica e encorajar as mulheres a articularem as suas queixas quando confrontadas com tais práticas. O objetivo principal é cultivar um ambiente que capacite as mulheres e as suas famílias a denunciar casos de abuso, promovendo assim a transparência e a responsabilidade no sistema de saúde.

Essas exigências articuladas sublinham a necessidade premente de uma reforma abrangente e de melhores práticas no domínio dos cuidados

---

[65] *Ibid.*, p. 5-6.

de saúde materna em Portugal. A petição sublinha um compromisso firme com a defesa dos direitos e do bem-estar das mulheres grávidas, assim como o imperativo de alinhar as práticas de parto com as melhores práticas, respeitando a autonomia das mulheres e aderindo aos princípios dos cuidados centrados no paciente.

Passa-se a apresentar com mais pormenor cada um dos direitos que as mulheres, no contexto obstétrico, devem ter e que devem ser considerados por todos.

A) DIREITO AO RESPEITO

Transversal a todas as especialidades, o paciente e, neste caso, a mulher em contexto obstétrico, tem direito ao respeito pela sua dignidade humana. O direito à dignidade humana é um pilar fundamental dos Direitos Humanos e assume uma importância ainda maior quando se trata de uma pessoa doente. Esse direito deve ser respeitado por todos os profissionais de saúde envolvidos no processo de prestação de cuidados, tanto nos aspectos técnicos como nos gestos de acolhimento, orientação e encaminhamento dos pacientes[66].

A dignidade humana constitui o axioma primário ou caracter legitimador e *validante* do direito[67], por decorrência necessária, fundamento do Estado democrático de direito[68]; e desenvolve-se continuamente, acompanhando o crescimento evolutivo da consciência da comunidade.

De fato, assistimos a um processo de objetivação histórica de valores, princípios e direitos que permitiu uma verdadeira conquista axiológica: o reconhecimento do valor da pessoa humana enquanto "valor-fonte" de todos os valores sociais e, consequentemente, o fundamento último da ordem jurídica, no seu todo, "seja pela tradição do jusnaturalismo moderno, seja pela deontologia, no âmbito do paradigma da filosofia do direito"[69].

---

[66] PEREIRA, A. G. D. Direitos dos pacientes e responsabilidade médica. *Revista Portuguesa do Dano Corporal*, [S. l.], n. 27, p. 25-38, 2016.

[67] Entendimento acolhido por Castanheira Neves. Ver: SANTOS JUSTO, A. *Nótulas do pensamento jurídico*: história do direito. [S. l: s. n.], 2005. p. 81-82.

[68] *Cf.* Art. 1º da CRP.

[69] DINIZ, M. H. O respeito à dignidade humana como paradigma da bioética e do biodireito. *In*: MIRANDA, J.; SILVA, M. A. M. *Tratado luso-brasileiro da dignidade humana*. São Paulo: Quartier Latin do Brasil, 2008. p. 967-971. p. 969.

A pessoa humana e a sua dignidade constituem fundamento e fim da sociedade e do Estado, assim como um valor que prevalecerá sobre qualquer tipo de avanço científico e tecnológico[70].

É, portanto, fundamental que o paciente seja devidamente informado sobre a identidade e a profissão de todos os membros da equipe de saúde envolvidos no seu tratamento, assim como sobre todos os procedimentos que serão utilizados. Esse nível de transparência contribui para uma relação de confiança entre o paciente e a equipe médica.

Esse direito estende-se igualmente ao estado das instalações e dos equipamentos médicos. As instalações devem oferecer o conforto e o bem-estar necessários, tendo em conta a vulnerabilidade em que o paciente se encontra durante o tratamento. O respeito pela dignidade do paciente implica proporcionar-lhe um ambiente propício à sua recuperação e ao seu bem-estar geral[71].

O direito ao respeito, e de acordo com a Carta dos Direitos e Deveres dos Doentes, passa também pelo respeito pelas crenças culturais, filosóficas e religiosas de um paciente, sendo um princípio fundamental no domínio dos cuidados de saúde, que reflete a importância de reconhecer a singularidade de cada indivíduo e as suas crenças pessoais. Cada paciente é mais do que um conjunto de sintomas, é um ser humano com uma identidade cultural e espiritual, que deve ser honrada e respeitada[72].

As instituições de saúde e os profissionais que nelas trabalham têm a responsabilidade de acolher e satisfazer as necessidades individuais de cada paciente em relação às suas crenças. Isso significa que, ao planejar e executar os cuidados de saúde, é essencial ter em conta a cultura, a filosofia e a religião do paciente. Isto pode incluir a adaptação das práticas médicas e de comunicação para respeitar as preferências e os valores deste[73].

Além disso, o apoio emocional desempenha um papel essencial no processo de tratamento. É por isso que é tão importante facilitar e encorajar o envolvimento da família e dos amigos. Ter pessoas próximas disponíveis

---

[70] Ver Art. 6º, Declaração sobre a Utilização do Progresso Científico e Tecnológico Interesse da Paz e em Benefício da Humanidade, feita pela ONU em 10 de novembro de 1975.

[71] PEREIRA, op. cit., p. 112.

[72] MARQUES, E. T.; PAIS-RIBEIRO, J. Consentimento informado na investigação psicológica com imputáveis e inimputáveis no âmbito do ordenamento jurídico português. *Revista Direito GV*, [S. l], v. 8, n. 2, p. 555-572, dez. 2012. p. 557.

[73] VIEGAS, A. M. R. G. *A bioética entre as convicções do doente e o avanço científico, na área da medicina transfusional*. 2010. Dissertação (Mestrado em Bioética) – Universidade de Lisboa, Lisboa, 2010. p. 56.

para oferecer apoio emocional pode fazer uma diferença significativa na experiência e na recuperação do paciente[74].

Outro aspecto relevante é o apoio espiritual. Muitos pacientes encontram conforto e força nas suas crenças espirituais durante períodos de doença e dificuldade[75]. Por conseguinte, é essencial que as instituições de saúde estejam preparadas para prestar apoio espiritual, se o paciente assim o desejar. Esse apoio pode ser prestado por profissionais de saúde com formação nessa área ou por líderes religiosos, de acordo com as preferências do paciente.

B) DIREITO À INTEGRIDADE FÍSICA PESSOAL

O direito à integridade física pessoal visa salvaguardar a essência da humanidade. Numa sociedade caracterizada pelos seus valores democráticos, para além do imperativo de manter a harmonia social, é vital reconhecer que uma pessoa não é uma máquina, mas sim uma entidade humana, um organismo sensível repleto de emoções e sensações, merecedor de profundo respeito[76].

O direito à integridade física pessoal desdobra-se no direito à integridade física e moral de cada pessoa, traduzindo-se essencialmente num "direito a não ser agredido ou ofendido no corpo ou espírito por meios físicos ou morais"[77].

Quando se examina o conceito à luz da integridade pessoal dos indivíduos, tal como referido no Art. 4º, que afirma que "nenhum indivíduo será submetido a escravatura ou servidão; Todas as formas de escravatura e de tráfico de escravos são proibidas", e no Art. 5º, que sublinha a importância da integridade pessoal ao afirmar que "ninguém será submetido a tortura, nem a penas ou tratamentos cruéis, desumanos ou degradantes", torna-se evidente que esses direitos fundamentais, tal como articulados por José Gomes Canotilho[78], servem um duplo objetivo na defesa dos direitos dos cidadãos:

---

[74] *Ibid.*, p. 56.
[75] *Ibid.*, p. 57.
[76] GOMES, M. I. S. Educação em direitos humanos. *In*: RODRIGUES, V. E. R.; OLIVEIRA, R. C. S. (org.). *Educação em direitos humanos*: reflexões sobre a educação formal e não formal. [S. l.]: Pimenta Cultural, 2021. p. 165-180. p. 170.
[77] CANOTILHO; MOREIRA, *op. cit.*, p. 454.
[78] CANTONILHO, J. J. G. *Direito público do ambiente*. [S. l.]: Universidade de Coimbra, 1995. p. 185.

a. No nível jurídico-objetivo, estabelecem limites jurisdicionais para os poderes governamentais, limitando a sua invasão da esfera jurídica do indivíduo;

b. No plano jurídico-subjetivo, conferem aos indivíduos a autoridade para exercerem ativamente os seus direitos fundamentais e para exigirem ações ou omissões corretivas por parte das autoridades públicas. Esse poder é essencial para evitar intrusões prejudiciais por parte dessas autoridades.

Portanto, é imperativo reconhecer e proteger o direito à integridade física pessoal como um pilar essencial da dignidade humana em qualquer sociedade democrática, garantindo que cada indivíduo seja tratado com respeito e consideração, reconhecendo plenamente a sua humanidade intrínseca.

C) DIREITO A TRATAMENTO DIGNO

Todos os indivíduos em contexto de saúde devem receber um tratamento digno. Assegurar o direito a um tratamento digno é não apenas uma obrigação moral, mas também um requisito legal e ético. No âmbito da medicina obstétrica, a futura mãe tem o direito de receber tratamentos que respeitem a sua autonomia e preservem a sua dignidade, isentos de quaisquer procedimentos que possam resultar em cuidados degradantes. Nesse contexto, é imperativo respeitar os princípios fundamentais da bioética:

I. Autonomia: conceder à grávida o poder de decisão sobre o seu parto e o seu corpo, assegurando a sua participação no processo de decisão;

II. Beneficência: utilizar práticas e técnicas que promovam o bem-estar da futura mãe, tanto no nível físico quanto psicológico, bem como do recém-nascido. Isso inclui abster-se de procedimentos desnecessários e não respaldados;

III. Não maleficência: utilizar terapias e tratamentos que causem o menor dano possível à grávida, evitando riscos ou intervenções desnecessárias;

IV. Justiça: tratar a futura mãe com o máximo respeito pela sua dignidade e assegurar a equidade na prestação de cuidados.

Esse direito tem por objetivo promover o bem-estar da mãe e do recém-nascido por meio de um apoio adequado. O processo de valorização da dimensão humana do parto engloba não só o tratamento respeitoso e compassivo da mulher, mas também o direito a um ambiente acolhedor e a implementação de procedimentos vantajosos na esfera dos cuidados maternos e infantis.

Em consonância com esses princípios, o Art. 4º da Lei 15/2014 (relativo à adequação dos cuidados de saúde) estipula o seguinte:

a. Os usuários dos serviços de saúde têm direito a receber cuidados de saúde adequados e clinicamente aceitáveis, de acordo com as suas necessidades específicas;

b. Os usuários dos serviços de saúde têm direito a receber os cuidados de saúde mais adequados e tecnicamente exatos;

c. Os cuidados de saúde devem ser administrados com compaixão e no pleno respeito pela dignidade do indivíduo.

É preciso dizer que o controle da dor nesse contexto é muito importante. O alívio da dor, comumente associado ao parto natural ou vaginal, representa um direito bem estabelecido da parturiente, embora seja frequentemente negligenciado. Várias técnicas, como a administração de anestésicos, a imersão em banhos, as massagens terapêuticas, a epidural e a espinal, estão entre os procedimentos disponíveis para atenuar as dores sentidas pela parturiente.

É fundamental sublinhar que esse direito engloba tanto o alívio da dor como a prevenção de dores desnecessárias, o que implica considerar o uso de ocitócicos, intervenções médicas e procedimentos de episiotomia com anestesia adequada para garantir que a experiência da futura mãe seja o mais confortável possível.

D) DIREITO À INFORMAÇÃO PLENA SOBRE O SEU ESTADO DE SAÚDE E DO SEU FILHO

O direito de acesso à informação no domínio da saúde está intrinsecamente ligado à área dos Direitos Humanos. Consequentemente, a base jurídica para o direito à informação sobre saúde pode ser localizada em instrumentos internacionais que apoiam esses direitos fundamentais.

Sob a alçada da Organização Mundial de Saúde, embora não seja juridicamente vinculativa, encontramos a Declaração sobre a Promoção dos Direitos dos Doentes na Europa. No seu segundo parágrafo, essa declaração delineia o direito à informação numa perspectiva multifacetada. Engloba aspectos como a prestação de informações sobre os serviços de saúde, a prerrogativa de não receber determinadas informações, o conteúdo e a forma de divulgação da informação, bem como o direito de procurar uma segunda opinião.

O reconhecimento e a aplicação formal do direito à informação ou, mais exatamente, do direito ao esclarecimento, podem ser identificados nas disposições legais previstas nos Arts. 156 e 157 da Constituição portuguesa.

O direito à informação em saúde é contemplado, também, na Lei de Bases da Saúde, mais concretamente, na base XIV, que estabelece o "Estatuto dos Utentes". Com efeito, o n.º 1, al. "e", da referida base preceitua o direito dos usuários a serem "informados sobre a sua situação, as alternativas possíveis de tratamento e a evolução provável do seu estado".

E) DIREITO AO CONSENTIMENTO LIVRE E ESCLARECIDO

O consentimento representa mais do que uma mera formalidade; representa a permissão e autorização afirmativa de um paciente aos profissionais de saúde que pretendem efetuar vários procedimentos médicos, desde exames de diagnóstico de rotina a intervenções médico-cirúrgicas complexas. É vital reconhecer que o consentimento é distinto do ato médico em si, servindo como um pré-requisito para qualquer intervenção médica[79].

Na sua essência, o conceito de consentimento assenta-se no princípio fundamental de que os procedimentos médicos nunca devem ser administrados sem o acordo esclarecido e voluntário do paciente. Esse princípio está profundamente enraizado no quadro ético e jurídico que rege as práticas de cuidados de saúde. Como tal, a obtenção de um consentimento válido é uma componente imperativa da prática médica ética[80].

O consentimento não surge isoladamente; pelo contrário, é o culminar de um diálogo deliberado e ponderado entre o prestador de cuidados de

---

[79] ANTÓNIO, I. A "autodeterminação do doente" enquanto novo paradigma da medicina e o consentimento informado como seu instrumento concretizador: alguns casos especiais de consentimento. *In*: OLIVEIRA, A. S. P.; JERÓNIMO, P. (ed.). *Liber Amicorum Benedita Mac Crorie*. [S. l.]: UMinho Editora, 2022. v. 1, p. 485-507. p. 487.

[80] SILVA, M. R.; PETRY, A. T. O consentimento informado e a responsabilidade civil do médico. *Justiça & Sociedade*, [S. l.], v. 3. n. 1, p. 567-606, 2003. p. 35.

saúde e o paciente. Esse diálogo visa assegurar que o paciente compreende a natureza da intervenção médica proposta, incluindo o seu objetivo, potenciais riscos, benefícios e alternativas. Além disso, dá aos pacientes a possibilidade de tomarem decisões esclarecidas sobre os seus cuidados de saúde, participando ativamente do processo de decisão.

A prática da medicina, firmemente assente nos princípios da autonomia e da autodeterminação do paciente, exige a prestação de informações completas e pertinentes que permitam a estes tomar decisões bem esclarecidas sobre os seus cuidados de saúde. Na sua essência, o consentimento legalmente significativo é sinónimo de consentimento esclarecido e transcende a mera aprovação do paciente[81].

O consentimento esclarecido significa mais do que o simples acordo do paciente; representa um processo dinâmico em que os prestadores de cuidados de saúde fornecem aos pacientes informações pormenorizadas e relevantes sobre o seu estado de saúde, opções de tratamento, potenciais riscos e benefícios e alternativas de ação. Essa troca sólida de informações fornece aos pacientes os conhecimentos necessários para tomarem decisões médicas ponderadas e deliberadas.

Embora a Constituição portuguesa não estabeleça explicitamente o consentimento como um direito fundamental, é relevante reconhecer o profundo significado e os inerentes fundamentos constitucionais desse conceito. De fato, o consentimento assume um estatuto jusfundamental e surge como um corolário indispensável dos direitos que têm uma base constitucional. Esses direitos englobam, por um lado, o direito à integridade física e moral ou psíquica (Art. 25) e, por outro, o direito ao livre desenvolvimento da personalidade (Art. 26, n.º 1).

Além disso, o nosso empenho em defender os princípios do consentimento é sublinhado pela nossa adesão a convenções internacionais que enfatizam explicitamente o imperativo do consentimento prévio e esclarecido. A este respeito, a Convenção sobre os Direitos Humanos e a Biomedicina estabelece inequivocamente a obrigação de garantir esse consentimento. É essencial notar que essa Convenção é parte integrante do quadro jurídico português, por força do Art. 8º da Constituição da República Portuguesa. Além disso, esse compromisso é extensivo à Carta dos Direitos Fundamentais da União Europeia, conforme articulado no n.º 2 do Art. 3º.

---

[81] ANTÓNIO, *op. cit.*, p. 488.

Conforme expresso pelo Conselho Nacional de Ética para as Ciências[82] da Vida, o processo de Consentimento Esclarecido constitui um requisito essencial e estruturalmente integrante das interações entre os profissionais de saúde e os usuários dos serviços. A sua centralidade no panorama dos cuidados de saúde é primordial, constituindo um elemento indispensável na prestação de cuidados de saúde. O significado desse processo está enraizado em vários princípios fundamentais que sustentam práticas de cuidados de saúde éticas e compassivas.

Antes de tudo, o processo de Consentimento Esclarecido está intrinsecamente ligado ao princípio do respeito pelos Direitos Humanos. Reverbera com o profundo compromisso de salvaguardar a dignidade de cada indivíduo e defender o seu direito inerente de exercer a autonomia pessoal. Ao envolver ativamente os indivíduos no processo de tomada de decisão relativo aos seus cuidados de saúde, consagra o princípio de que cada pessoa possui a capacidade de fazer escolhas sobre seu próprio bem-estar[83].

Além disso, este processo alinha-se com a obrigação ética da beneficência, que enfatiza a promoção do bem-estar do indivíduo e a maximização dos benefícios terapêuticos. Por meio do processo de Consentimento Esclarecido, os profissionais de saúde avaliam diligentemente os potenciais riscos e benefícios associados às intervenções médicas planejadas, assegurando assim uma consideração abrangente e ponderada dos melhores interesses do paciente[84].

O Consentimento Esclarecido serve, também, como um meio de promover a adesão terapêutica, aumentando a probabilidade de os indivíduos participarem ativamente nos seus planos de tratamento. Guarda um sentido de parceria entre os pacientes e os prestadores de cuidados de saúde, promovendo uma relação de colaboração e respeito mútuo que coloca o bem-estar do paciente no seu centro[85].

O processo de consentimento está indissociavelmente ligado à obrigação ética e legal dos profissionais de saúde de informar adequadamente os seus pacientes. Torna-se evidente que um número significativo de casos

---

[82] Recomendação do Conselho Nacional de Ética para as Ciências da Vida, de julho de 2022. Disponível em: https://www.cnecv.pt/pt/deliberacoes/recomendacoes/recomendacao-sobre-o-processo-de?download_document=9722&token=38a210ce406cffcefcf9d12a012cd4d8. Acesso em: 9 jan. 2024.
[83] Ibid.
[84] Ibid.
[85] Ibid.

em que o consentimento de um paciente é violado pode ser atribuído ao descumprimento do dever de fornecer informações completas.

Na sua essência, o dever de informar serve de base a toda a estrutura de um consentimento válido e juridicamente relevante. Significa a responsabilidade dos profissionais de saúde de assegurar que os pacientes possuem uma compreensão completa das intervenções médicas propostas, incluindo a sua natureza, objetivo, riscos potenciais, benefícios e alternativas de ação. Esse intercâmbio transparente e informativo constitui a base de um processo de consentimento ético e juridicamente sólido[86].

De acordo com a Lei de Bases da Saúde[87], especificamente na base 2, seção 1, os indivíduos possuem certos direitos, incluindo o direito de:

> (e) Receber informação adequada, acessível, objetiva, completa e compreensível sobre o seu estado clínico, a finalidade, a natureza, as alternativas potenciais, as vantagens e os riscos associados às intervenções médicas propostas e a trajetória provável da sua saúde de acordo com o plano de tratamento a implementar;
>
> (f) Tomar decisões autónomas e bem esclarecidas, em qualquer momento, sobre os cuidados médicos que lhe são propostos, salvo em circunstâncias excecionais previstas na lei. Tem igualmente o direito de emitir diretivas antecipadas e de nomear um procurador de cuidados de saúde.

Numa primeira fase, cabe ao paciente fornecer informações pertinentes ao seu prestador de cuidados de saúde. Só por meio dessa troca de informações é que os pacientes podem exercer o seu direito de solicitar informações completas sobre o seu estado de saúde atual, as opções de tratamento disponíveis e os potenciais efeitos secundários. Esse intercâmbio mútuo não é apenas uma responsabilidade ética, mas também um pré-requisito para que os pacientes façam escolhas embasadas sobre os seus cuidados de saúde.

---

[86] Vide o acórdão do Supremo Tribunal Administrativo, Processo 0884/12.0 BEBRG, de 16.12.2021, relator Carlos Carvalho. Disponível em: https://www.dgsi.pt/jsta.nsf/35fbbbf22e1bb1e680256f8e003ea931/1d48c6e-74692b044802587b8005f1610?OpenDocument. Acesso em: 9 jan. 2024.

[87] Disponível em: https://diariodarepublica.pt/dr/detalhe/lei/95-2019-124417108. Acesso em: 20 jan. 2023.

F) DIREITO À INTERFERÊNCIA MÍNIMA

Relacionado com o direito à integridade física, desenvolve-se o direito à mínima interferência. O direito à integridade física está intimamente ligado ao conceito de cuidados de saúde maternos. No contexto do parto, engloba o direito da futura mãe a que o processo de nascimento se desenvolva com o mínimo de intervenção médica, respeitando os ritmos biológicos naturais associados ao parto.

Por exemplo, quando uma mulher expressa o seu desejo de ter um parto vaginal, os profissionais de saúde são eticamente obrigados a honrar os seus desejos e a abster-se de efetuar procedimentos desnecessários, como cesarianas ou episiotomias, a menos que haja uma clara necessidade médica. A defesa desse direito significa um compromisso no sentido de evitar intervenções no corpo da mulher que não sejam necessárias nem benéficas, apenas para conveniência da prática médica.

É imperativo analisar as situações em que as cesarianas são efetuadas por mera conveniência médica, sem nenhuma indicação médica válida. Tais práticas, na nossa perspetiva, não só constituem intervenções indevidas como também suscitam preocupações éticas. De acordo com o n.º 3 do Art. 5º do Código Deontológico dos Médicos, os prestadores de cuidados de saúde têm o dever de agir no melhor interesse dos seus pacientes, incluindo, neste contexto, a futura mãe.

Esta posição ética sublinha a importância de dar prioridade ao bem-estar e à autonomia da parturiente, assegurando que as decisões médicas sejam motivadas por uma necessidade médica genuína, e não por mera conveniência, e promovendo um ambiente de cuidados de saúde caracterizado pelo respeito, pela transparência e pelos cuidados centrados no paciente.

G) DIREITO A QUE SEJA CUMPRIDO O PLANO DE PARTO

O enquadramento legal do plano de parto encontra-se no Art. 15-E da Lei 15/2014. Esse plano é um documento elaborado meticulosamente pela futura mãe. Nele, articula os seus desejos e preferências em relação ao seu nível de envolvimento pessoal e apoio clínico durante o processo de trabalho de parto e parto[88].

---

[88] SOUSA, H. I. T. *Cursos de preparação para o parto e parentalidade*: perspetiva paterna. 2022. Dissertação (Mestrado em Enfermagem de Saúde Materna e Obstétrica) – Universidade de Évora, Évora, 2022. p. 108.

O plano de parto, tal como previsto na lei, serve como uma ferramenta vital para as futuras mães comunicarem as suas preferências e expectativas específicas relativamente à experiência do parto. Proporciona-lhe uma plataforma estruturada para expressar os seus desejos relativamente ao tipo de intervenções médicas, métodos de alívio da dor e cuidados gerais que gostaria de receber durante o trabalho de parto e o processo de nascimento[89].

A implementação do plano de parto serve para melhorar as linhas de comunicação entre os profissionais de saúde e as futuras mães. O ato de criar esse plano impõe uma dupla responsabilidade: em primeiro lugar, obriga os profissionais de saúde a compreenderem as expectativas e preferências da grávida ao longo da sua gravidez. Simultaneamente, permite que a futura mãe se envolva de forma proativa e ponderada no processo, oferecendo-lhe tempo suficiente para absorver e avaliar as circunstâncias únicas da sua gravidez.

Ao participar na criação do plano de parto, a futura mãe tem a oportunidade de fazer escolhas embasadas sobre os procedimentos que gostaria de ter durante as fases de trabalho de parto e parto. Esse processo de planejamento prévio permite-lhe ponderar cuidadosamente as suas opções, tendo em conta as suas circunstâncias, valores e preferências individuais. Além disso, fomenta um sentido de autonomia e controle sobre a sua experiência de parto, promovendo uma abordagem mais centrada na paciente relativamente aos cuidados de saúde maternos.

Consequentemente, o plano de parto serve como um instrumento valioso para promover a colaboração e a partilha de decisões entre os profissionais de saúde e as futuras mães. Contribui para um ambiente de cuidados de saúde mais aberto e transparente, melhorando, em última análise, a qualidade dos cuidados e a satisfação geral da futura mãe durante essa fase significativa da sua vida.

Um estudo efetuado pela Associação Portuguesa pelos Direitos da Mulher na Gravidez e Parto (APDMGP)[90] revelou um aspecto importante dos cuidados de saúde maternos. De acordo com esse estudo, 81% das mulheres inquiridas não tinham elaborado um plano de parto. Entre a minoria que o elaborou, embora não seja um número substancial, uma

---

[89] *Ibid.*, p. 108.
[90] Associação Portuguesa pelos Direitos da Mulher na Gravidez e Parto, "Inquérito experiências de parto em PORTUGAL | 2.ª edição". Disponível em: https://associacaogravidezeparto.pt/campanhas-e-eventos/inquerito-experiencias-de-parto-em-portugal-2-a-edicao/. Acesso em: 9 jan. 2024.

parte considerável discutiu proativamente os seus planos com as equipes de saúde responsáveis pelo seu parto.

Além disso, o estudo revelou uma tendência interessante. Indica que, quando um plano de parto é apresentado e discutido em colaboração com os profissionais de saúde muito antes do trabalho de parto, é mais provável que seja cumprido durante o processo de parto. Essa descoberta serve como uma validação convincente da nossa defesa de longa data de uma melhor comunicação entre pacientes e profissionais de saúde.

O ponto essencial desta evidência sublinha o papel fundamental que a comunicação aberta e transparente desempenha na gestão eficaz das expectativas das pacientes. Quando existe uma atmosfera de receptividade e diálogo entre o paciente e o profissional de saúde, as preferências do paciente tendem a ser baseadas na realidade, o que, por sua vez, resulta numa experiência de cuidados de saúde mais harmoniosa e bem acolhida. Significa uma compreensão mútua e um compromisso partilhado para garantir que a viagem da futura mãe durante o parto se alinhe ao máximo às suas expectativas e aos seus desejos.

H) DIREITO À LIBERDADE DE MOVIMENTOS (DE DESLOCAÇÃO)

De acordo com as recomendações da Organização Mundial da Saúde, é fundamental reconhecer a autonomia da mulher e o seu direito de escolher a posição que lhe seja mais confortável durante o trabalho de parto. Nesse contexto, vale ressaltar que o profissional médico deve abster-se de impor posições específicas à parturiente, como a posição supina. A insistência em ditar essas posições pode ser vista como uma violação da autodeterminação da mulher.

Esse princípio sublinha a importância de respeitar o poder de decisão da mulher e a sua capacidade de fazer escolhas relativamente ao seu próprio corpo e à experiência do parto. Reafirma a importância de envolver as mulheres nas decisões relacionadas com o seu parto, assegurando que tenham a liberdade de fazer escolhas alinhadas com o seu conforto e suas preferências.

Muitas vezes, as mulheres veem-se obrigadas a assumir posições desconfortáveis e desfavoráveis para o processo de parto. É importante notar que as posições mais vantajosas para o trabalho de parto envolvem uma orientação vertical, uma vez que essas posições facilitam a descida do bebê e oferecem maior conforto à mulher em trabalho de parto. Infelizmente, essas posições benéficas são muitas vezes desencorajadas ou não são facilmente aceitas em meio hospitalar[91].

Esta situação sublinha a necessidade de os prestadores de cuidados de saúde e as instituições serem mais receptivos e apoiarem as posições que promovem uma experiência de parto mais suave e mais confortável. Ao reconhecer e respeitar as vantagens das posições verticais durante o trabalho de parto, podemos alinhar melhor as práticas obstétricas com o bem-estar e as preferências das parturientes[92].

I) DIREITO AO ACOMPANHAMENTO

Uma das várias manifestações de violência obstétrica é a restrição ou proibição de acompanhantes de parto, uma prática que contraria as recomendações da OMS desde 1985, durante a Conferência sobre Tecnologia Apropriada para o Nascimento e o Trabalho de Parto[93]. Apesar dessas diretrizes estabelecidas, persiste uma prática institucionalizada, preocupante e enraizada em muitos hospitais. Essa prática consiste em impedir os acompanhantes de entrarem nas salas de parto ou em salvaguardar inadequadamente o seu direito de estarem presentes, não respeitando assim as garantias legais em vigor. Como consequência, essa prática prejudica a vida privada, o planejamento familiar e o apoio emocional que as parturientes têm direito a receber[94].

O apoio de longa data da OMS à autorização de acompanhantes de parto baseia-se no reconhecimento do papel essencial que desempenham no bem-estar das futuras mães durante o trabalho de parto e o parto. Esses acompanhantes dão apoio emocional, promovem um sentimento de segurança e oferecem uma ajuda inestimável nas decisões de planejamento familiar.

No entanto, o desvio observado dessas recomendações em certas instituições de saúde perturba a santidade desse laço entre as parturientes e os seus companheiros escolhidos. Não só viola a privacidade e a dinâmica

---

[91] SIMÕES, *op. cit.*, p. 20-21.
[92] *Ibid.*, p. 20-21.
[93] ANDRADE BRISOLA, E. M. *et al.* Violência obstétrica como violação de direitos humanos das mulheres. *Revista Ciências Humanas*, Taubaté, v. 16, n. 1, p. 1-10, mar. 2023. p. 8.
[94] *Ibid.*, p. 8.

familiar da mulher em trabalho de parto, como também impede o apoio psicológico tão necessário durante este acontecimento da vida.

Na sua essência, a negação ou restrição de acompanhantes de parto em ambientes obstétricos representa uma forma de violência obstétrica que exige atenção e retificação. Para defender os princípios de cuidados respeitosos e centrados no paciente, é imperativo que as instituições de saúde alinhem as suas práticas com as diretrizes estabelecidas e as salvaguardas legais, garantindo assim que as parturientes possam ter acesso ao apoio emocional vital e à companhia que têm direito a receber durante esta experiência transformadora[95].

Tendo em conta a vulnerabilidade acrescida dos indivíduos quando se encontram em instalações de cuidados de saúde, os legisladores reconheceram o imperativo de salvaguardar o seu direito a ter uma presença de apoio ao seu lado. Essa disposição serve como um meio de oferecer consolo e assistência durante circunstâncias que podem potencialmente induzir angústia e ansiedade.

No âmbito da Lei de Bases da Saúde, articulada na Seção 2, Cláusula 1(h), é expressamente concedido aos indivíduos o direito de "serem acompanhados por um familiar ou outra pessoa escolhida". Esse direito estatutário foi ainda mais delineado e elucidado por meio da promulgação da Lei 15/2014. Esta lei define tanto as normas gerais relativas ao acompanhamento dos usuários dos serviços de saúde como as orientações específicas aplicáveis às grávidas durante o parto e o acompanhamento permanente dos pacientes durante o internamento hospitalar. Neste contexto, no que diz respeito aos serviços prestados pelo Serviço Nacional de Saúde, o primeiro parágrafo do Art. 12 da Lei 15/2014 estabelece o seguinte:

> a) É reconhecido e garantido a todos o direito de acompanhamento por uma pessoa por si indicada, devendo ser prestada essa informação na admissão do serviço;
>
> b) No caso da mulher grávida, é garantido o acompanhamento até três pessoas por si indicadas, em sistema de alternância, não podendo permanecer em simultâneo mais do que uma pessoa junto da usuário.

---

[95] *Ibid.*, p. 8.

Relativamente a qualquer estabelecimento de saúde, seja ele público, seja privado, cooperativo ou social, nos termos dos n.ᵒˢ 3 a 5 do Art. 12 da Lei 15/2014:

> 2 - É reconhecido à mulher grávida internada em estabelecimento de saúde o direito de acompanhamento, durante todas as fases do trabalho de parto, por qualquer pessoa por si escolhida.
>
> 3 - É reconhecido à mulher grávida, ao pai, a outra mãe ou a pessoa de referência o direito a participar na assistência na gravidez.
>
> 4 - É reconhecido à mulher grávida o direito ao acompanhamento na assistência na gravidez, por qualquer pessoa por si escolhida, podendo prescindir desse direito a qualquer momento, incluindo durante o trabalho de parto.
>
> 5 - É reconhecido o direito de acompanhamento familiar a crianças internadas em estabelecimento de saúde, bem como a pessoas com deficiência, a pessoas em situação de dependência e a pessoas com doença incurável em estado avançado e em estado final de vida.

Nas situações em que o estado clínico do paciente o impede de escolher livremente o seu acompanhante, os serviços de saúde são obrigados a respeitar o direito ao acompanhamento. Por outro lado, a natureza do vínculo familiar ou relacional entre o acompanhante e o paciente não deve servir de fundamento para obstar a esse direito. É imperativo sublinhar que o caráter dessa relação não pode ser invocado como fundamento para recusar o acompanhamento, tal como especificado nos n.ᵒˢ 1 e 2 do Art. 13.

Nos casos em que uma pessoa é hospitalizada sem a presença de um acompanhante, é da responsabilidade do estabelecimento de saúde assegurar-lhe cuidados adaptados e adequados à sua situação específica, tal como estipulado no n.º 3 do Art. 13. Essa disposição sublinha o dever do estabelecimento de saúde de prestar uma atenção personalizada, necessária e adequada ao estado da pessoa quando esta não dispõe de um acompanhante designado.

J) DIREITO À PRIVACIDADE E À CONFIDENCIALIDADE

A preservação da privacidade pessoal é uma exigência fundamental e profundamente enraizada para os indivíduos, de tal forma que está explicitamente consagrada na Declaração Universal dos Direitos do Homem (adotada pela Assembleia Geral das Nações Unidas em 1948). Esse direito está contemplado no Art. 12, que afirma inequivocamente que:

> Nenhum indivíduo pode ser objeto de qualquer forma de intrusão na sua vida privada, na sua vida familiar, na sua residência ou na sua correspondência, nem de ofensas injustificadas à sua honra e reputação. Todas as pessoas têm direito a garantias legais contra tais intromissões.

Esse princípio fundamental sublinha o valor intrínseco da privacidade como uma componente essencial da dignidade e do bem-estar humanos; e ainda a importância de salvaguardar o espaço pessoal de um indivíduo, os laços familiares, a vida doméstica e a comunicação pessoal contra invasões ou danos injustificados.

A privacidade engloba a informação que um indivíduo prefere manter confidencial, exceto se tiver concedido autorização prévia para a sua divulgação. Também diz respeito ao direito de escapar ao escrutínio indesejado dos outros. O que é considerado privado é uma questão de discrição pessoal e pode evoluir ao longo da vida. Esta pode ser desdobrada em privacidade física e privacidade de informação.

A privacidade física diz respeito ao imperativo de salvaguardar um indivíduo para evitar potenciais desconfortos ou embaraços relacionados com a exposição do seu corpo. Isso é particularmente relevante quando se realizam procedimentos invasivos num ambiente médico, como num contexto hospitalar. Na sua essência, a privacidade física está intrinsecamente ligada ao conceito global de preservação da dignidade humana[96].

Por outro lado, a privacidade da informação centra-se na importância de manter a confidencialidade, o que pode dar origem a potenciais conflitos. Esses conflitos podem manifestar-se em vários contextos, como os que envolvem a privacidade de crianças e adolescentes em face de seus pais, ou mesmo entre profissionais de saúde, em que o manejo e a divulgação

---

[96] NUNES, S. Privacidade e sigilo em deontologia profissional: uma perspectiva no cuidar pediátrico. *Nascer & Crescer*, [S. l.], v. 20, n. 1, p. 40-44, 2011. p. 42.

de informação podem ser entendidos como um exercício de autoridade ou de poder[97].

Em contrapartida, a confidencialidade implica na responsabilidade de manter a confiança e, consequentemente, de honrar o princípio da privacidade. A parturiente tem direito à confidencialidade de todas as informações clínicas e elementos identificativos que lhe digam respeito.

K) DIREITO À PRESTAÇÃO DE CUIDADOS DE SAÚDE, OPORTUNOS E EM TERMOS DE QUALIDADE E SEGURANÇA

Na Constituição da República Portuguesa, o "direito à proteção da saúde" está consagrado no Art. 64. Esse direito constitui um dos princípios fundamentais intimamente ligados ao princípio da dignidade da pessoa humana (conforme Art. 1 da CRP). Além disso, alinha-se com o objetivo global de realizar a democracia social, tal como salientado no Art. 2.

Conforme articulado no n.º 3 da referida disposição constitucional, a principal obrigação do Estado é assegurar o "direito à proteção da saúde". Isso implica vários aspectos fundamentais, nomeadamente:

1. Acesso universal: o dever primordial do Estado é garantir o acesso aos serviços médicos preventivos, curativos e de reabilitação a todos os cidadãos, independentemente da sua situação econômica (alínea "a");

2. Regulação e controle: o Estado tem a missão de regular e fiscalizar os prestadores de cuidados de saúde públicos e privados, coordenando eficazmente as suas atividades com o serviço nacional de saúde para manter elevados padrões de eficiência e qualidade nas instituições de saúde, tanto públicas como privadas (alínea "b");

3. Promoção da eficiência e da qualidade: o Estado é também responsável pela promoção e manutenção de padrões de eficiência e qualidade na prestação de cuidados de saúde, quer no setor público, quer no privado (alínea "d").

---
[97] *Ibid.*, p. 42.

Estas disposições constitucionais sublinham o empenhamento da República Portuguesa em garantir que os serviços de saúde sejam acessíveis, regulados e com elevados padrões de qualidade, em consonância com os princípios da dignidade humana e da democracia social.

O legislador ordinário enfatiza consistentemente a mesma perspetiva, começando com os princípios fundamentais delineados na base 1 da Lei de Bases da Saúde. Nela se afirma explicitamente que "O direito à proteção da saúde implica a faculdade de atingir o nível mais elevado possível de bem-estar físico, mental e social". Esse princípio alinha-se com as disposições articuladas na alínea "b" do parágrafo 1 da base 2, que afirma que cada indivíduo possui o direito de acesso

> [...] a cuidados de saúde adaptados às suas necessidades específicas, prestados prontamente dentro de prazos clinicamente aceitáveis e administrados de uma forma que respeite a dignidade humana. Estes cuidados devem estar de acordo com os conhecimentos científicos mais atuais disponíveis e aderir às melhores práticas de qualidade e segurança nos cuidados de saúde.

Estas estipulações exemplificam a profunda ligação entre o direito à proteção da saúde e o princípio fundamental da dignidade humana. Elas sublinham o imperativo de que essa proteção seja concretizada de uma forma que respeite a dignidade humana, exigindo assim que os estabelecimentos de saúde, os seus profissionais e os equipamentos utilizados satisfaçam os mais elevados padrões de adequação.

Em termos práticos, isto significa que esses estabelecimentos, com os profissionais de saúde e os aparelhos que utilizam, devem ter a capacidade de proporcionar ao usuário — que muitas vezes se encontra numa posição particularmente delicada e vulnerável — o nível necessário de conforto e bem-estar. Isto sublinha a importância de garantir que as infraestruturas e os serviços de saúde sejam impecavelmente adaptados para satisfazer as necessidades únicas e preservar a dignidade de cada indivíduo que procura cuidados.

Em suma, para garantir a prestação de cuidados de saúde de qualidade aos usuários, os profissionais de saúde e os estabelecimentos onde são prestados os serviços de saúde devem respeitar vários fatores cruciais[98]:

---

[98] ENTIDADE REGULADORA DA SAÚDE (ERS). *Direito a cuidados de saúde de qualidade*. [S. l.]: ERS, 2023.

i. Conformidade com os requisitos legais: trata-se de cumprir todos os requisitos legais relativos à formação acadêmica, qualificação, certificação e desenvolvimento profissional continuado necessários para a prática dos cuidados de saúde;

ii. Conformidade com os padrões de qualidade dos equipamentos: os prestadores de cuidados de saúde devem garantir que os equipamentos utilizados na prestação de cuidados de saúde cumpram critérios de qualidade rigorosos;

iii. Conformidade com os regulamentos legais aplicáveis aos estabelecimentos: os estabelecimentos de cuidados de saúde, em particular, devem cumprir rigorosamente os regulamentos legais que regem as suas atividades. Isso inclui obrigações como o registro público na Entidade Reguladora da Saúde (ERS), a obtenção das licenças necessárias e o cumprimento de todos os requisitos de funcionamento;

iv. Aderir a normas e diretrizes éticas: os profissionais e estabelecimentos de saúde devem alinhar-se com as normas da indústria, códigos de conduta, princípios éticos, regulamentos de serviço e protocolos de qualidade estabelecidos por organizações de saúde autorizadas. Essas organizações podem incluir o Ministério da Saúde, a Direção-Geral da Saúde, a Administração Central do Sistema de Saúde (ACSS) ou associações profissionais.

Ao seguir diligentemente essas medidas, os prestadores de cuidados de saúde podem assegurar a prestação de serviços de saúde que não só estão em conformidade com a lei, mas também mantêm elevados padrões de qualidade, ética e cuidados aos pacientes.

2.3 A ÉTICA DA PROFISSÃO MÉDICA NA ESPECIALIDADE DE OBSTETRÍCIA: *LEGES ARTIS*

O conceito de *"leges artis"*, que significa "de acordo com as regras da arte", tem um significado considerável no domínio da medicina, uma vez que engloba os princípios fundamentais que regem as melhores práticas nesse domínio. De um ponto de vista jurídico, esse termo denota os princípios orientadores que moldam o comportamento dos profissionais de saúde, servindo como uma estrutura que define e impõe limites e diretrizes[99].

No contexto médico, a adesão às *leges artis* não é apenas uma questão de tradição, mas um imperativo ético e jurídico fundamental. Estabelece um conjunto de normas e padrões que salvaguardam os direitos e interesses tanto dos utilizadores dos cuidados de saúde como daqueles que assumem o papel de prestadores de cuidados[100]. Esse quadro regulamentar sublinha a importância de considerar o bem-estar e os direitos de todas as partes envolvidas no processo de prestação de cuidados de saúde.

Para esclarecer esse conceito, é fundamental explorar as suas origens e implicações. O termo *"artis"*, derivado do latim, refere-se ao domínio da arte ou da habilidade. No entanto, é vital notar que o conceito de *leges artis* se estende para além dos domínios tradicionais da arte e não engloba o mesmo conteúdo normativo[101].

O termo *"leges artis"* tem, portanto, um peso significativo na área médica. Engloba um conjunto abrangente de regulamentos científicos, técnicos e profissionais que os médicos são moral e profissionalmente obrigados a dominar e a aplicar. Esses regulamentos e princípios são de importância primordial e servem de quadro orientador na área médica.

É fundamental esclarecer que as *"leges artis"* e o conceito de "dever objetivo de cuidado" não são sinônimos. A violação das *"leges artis"* serve apenas como indicação de uma potencial violação do conceito mais amplo de "dever objetivo de cuidado" que os profissionais de saúde são obrigados a respeitar no contexto da sua relação paciente-provedor[102].

Por conseguinte, para determinar se um procedimento médico específico é legalmente admissível e se pode resultar em responsabilidade civil, torna-se essencial determinar se os regulamentos e deveres legais aplicáveis foram cumpridos durante a sua execução ou os processos que a ela conduziram. Isto inclui avaliar se o prestador de cuidados de saúde agiu de acordo com as *"leges artis"* e os conhecimentos científicos disponíveis na

---

[99] BEAUCHAMP, T. L.; CHILDLESS, J. F. Principles of biomedical ethics. *International Clinical Psychopharmacology*, [S. l.], v. 6, n. 2, p. 129-130, 1991. p. 129.
[100] Ibid., p. 129.
[101] GADAMER, H.-G. *Truth and method*. 2nd ed. New York: Crossroad, 1990. p. 201.
[102] GALLIGAN, T. C. (ed.). *Tort law*: cases, perspectives, problems. 4th ed. Newark, NJ: LexisNexis Matthew Bender, 2007. p. 195.

altura, demonstrando competência e exercendo prudência de acordo com o dever objetivo de cuidado[103].

Na sua essência, as *"leges artis"* representam um subconjunto do quadro mais vasto do "dever de diligência objetivo". Sublinha a importância da adesão às normas e às práticas médicas estabelecidas, enquanto o "dever de diligência objetivo" engloba uma obrigação mais abrangente dos profissionais de saúde de agirem de forma prudente e competente no melhor interesse dos seus pacientes.

O conceito de *leges artis* desempenha um papel fundamental na prática médica obstétrica, uma vez que está intrinsecamente ligado aos princípios deontológicos e bioéticos que orientam o comportamento do médico nesse contexto. Ao aderir as *leges artis*, o obstetra garante que as suas ações clínicas se baseiam na aplicação das melhores práticas científicas disponíveis, respeitando simultaneamente princípios éticos como a autonomia do paciente, a beneficência e a não maleficência. Desta forma, procura equilibrar a excelência técnica com a consideração pelo bem-estar e autonomia da mulher grávida, garantindo cuidados éticos e de qualidade.

2.3.1 PRINCÍPIOS DEONTOLÓGICOS

O conceito conhecido como deontologia tem as suas raízes na língua grega antiga, resultando da combinação de duas palavras, *"déon"* ou *"déontos"*, que significa dever ou o que deve ser feito; e *"logos"*, que significa discurso ou tratado[104]. Na sua essência, a deontologia pode ser entendida como a ciência dos tratados[105]. Diz respeito ao tratado sobre obrigações ou ao conjunto de obrigações, princípios e normas adotados por uma determinada comunidade profissional. Na realidade, a deontologia e a ética são noções intimamente ligadas, e a deontologia representa um ramo especializado da ética adaptado à aplicação profissional. A deontologia implica a aplicação prática da ética no domínio profissional, alcançada por meio de regulamentação, quadros legais ou regras autoimpostas que regem a conduta, os direitos e as responsabilidades dos profissionais[106]. A compreensão desses direitos e responsabilidades é orientada por avaliações do que é moralmente certo ou

---
[103] *Ibid.*, p. 195.
[104] DIAS, A. A. R. *Ética profissional e terapêutica da fala*. 2007. Dissertação (Mestrado em Bioética) – Faculdade de Medicina da Universidade do Porto, Porto, 2007. p. 32.
[105] PIRANI, Y. S. P. *et al*. Ética e educação. *Revista Ilustração*, [S. l.], v. 4, n. 1, p. 41-48, ago. 2023. p. 43.
[106] DIAS, *op. cit.*, p. 49.

errado, aceitável ou inaceitável, justo ou injusto, tendo em conta os juízos morais prevalecentes na sociedade e no círculo profissional em causa[107].

A deontologia engloba um

> [...] conjunto de regulamentos conferidos a uma profissão ou a um segmento da mesma por uma organização profissional. Esta organização assume a responsabilidade de formular, implementar, supervisionar e fazer cumprir estes regulamentos.[108]

Essas normas e referenciais, coletivamente designados por deontologia, encontram expressão nos reconhecidos Códigos de Ética, consolidando os traços definidores de uma determinada comunidade profissional que se identifica com essas normas, que as cumpre e incorpora as limitações subjacentes[109].

É preciso dizer ainda, de passagem, que a origem do Código de Ética remonta a traços fundamentais inerentes ao desenvolvimento da humanidade e da sociedade. O primeiro Código de Ética surgiu em 1794, atribuído a Thomas Percival, centrado essencialmente no domínio da medicina[110].

Um Código Deontológico é fundamentado num quadro que inclui uma vertente axiológica, que engloba a contemplação de valores; e uma vertente deontológica, que gira em torno da contemplação de normas e da forma de as cumprir. Ao refletir sobre os valores, é imperativo reconhecer que estes podem ser categorizados[111]:

I. Valores constitutivos: esses valores são anteriores ao estabelecimento de uma estrutura social, têm um caráter universal e exprimem o objetivo da organização;

II. Valores comportamentais: avaliam as ações dos agentes em relação aos objetivos a atingir e funcionam como critério de discernimento entre o certo e o errado na conduta desses agentes.

---

[107] *Ibid.*, p. 51.
[108] TOJEDO, M. C. Ética nas organizações. *Estudos de Administração e Sociedade*, [S. l.], v. 3, n. 2, p. 3-19, jun. 2022. p. 6.
[109] DIAS, *op. cit.*, p. 53.
[110] *Ibid.*, p. 12.
[111] DAHNKE, M. D. Utilizing codes of ethics in health professions education. *Advances in Health Sciences Education*, [S. l.], v. 19, n. 4, p. 611-623, Jan. 2014. p. 618.

A dimensão deontológica, que se preocupa com os regulamentos, está voltada aos seguintes componentes[112]:

a. O código: trata-se de um conjunto de regulamentos que assumem as características de normas jurídicas num contexto e domínio específicos;

b. As regras: estas são as prescrições obrigatórias num cenário particular;

c. As normas: representam os princípios fundamentais subjacentes a todos os juízos de valor delineados nas categorias mencionadas *supra*.

Em Portugal não existe um código deontológico específico à medicina obstétrica, mas sim um código deontológico que rege toda a prática médica das mais variadas especialidades. De acordo com o preâmbulo do Código Deontológico da Ordem dos Médicos publicado em *Diário da República* em 21 de julho de 2016, as Normas Éticas da Ordem dos Médicos representam um conjunto de padrões de conduta que orientam os vários aspectos das interações humanas que ocorrem no contexto do exercício da medicina.

A conduta delineada por esse conjunto de diretrizes é influenciada pelo conhecimento científico existente e pelas recomendações da Ordem. Essas recomendações, por sua vez, baseiam-se nos princípios éticos fundamentais que constituem o alicerce da profissão médica.

Um conjunto de orientações éticas, ao procurar adaptar-se aos valores da ética médica inerentes a cada época em mudança, permanece num estado constante de evolução, atualização e ajuste. Por outro lado, sendo o Código Deontológico parte integrante do patrimônio jurídico da sociedade e derivando a sua autoridade vinculativa da autorregulação conferida à Ordem dos Médicos, está perfeitamente integrado no quadro legislativo mais vasto. Esse Código Deontológico assenta-se nos seguintes princípios fundamentais:

I. Respeito pela individualidade dos pacientes;

II. Reconhecimento da autonomia do paciente;

---

[112] *Ibid.*, p. 619.

III. Empenho na promoção do bem-estar;

IV. Compromisso de não causar dano;

V. Dedicação à equidade e à justiça.

Para além disso, esse código de ética inclui cláusulas específicas que abordam vários assuntos, tais como:

i. Salvaguarda da confidencialidade do paciente;

ii. Resolução de conflitos de interesses;

iii. Garantir o consentimento esclarecido;

iv. Gestão dos cuidados no fim da vida;

v. A manutenção de padrões éticos na investigação.

O Código Deontológico da Ordem dos Médicos dá especial destaque à defesa da autonomia dos pacientes e à obtenção do consentimento esclarecido, sublinhando o dever do médico de atuar no melhor interesse dos pacientes, evitando danos. Além disso, o código torna explícito que os médicos devem prestar cuidados de forma equitativa e imparcial. Em suma, o Código Deontológico da Ordem dos Médicos é uma ilustração exemplar das diretrizes éticas para os médicos, constituindo um recurso valioso para os médicos em Portugal, e pode potencialmente servir de modelo para outras nações na formulação dos seus próprios códigos de ética.

2.3.2 PRINCÍPIOS DE BIOÉTICA

As questões éticas que envolvem o setor da saúde já têm uma história. Os gregos, influenciados pela filosofia, e particularmente por Hipócrates, tinham um código de regras e condutas para os médicos, que descrevia como ter uma aparência saudável, de modo a promover a serenidade, o autocontrole, a compaixão e a dedicação, a objetividade, a responsabilidade e o compromisso com o bem-estar da pessoa paciente[113].

---

[113] DIAS, M. O. Ética, organização e valores ético-morais em contexto organizacional. *Gestão e Desenvolvimento*, [S. l.], n. 22, p. 89-113, jan. 2014. p. 93.

A ética produz reflexões sobre os fundamentos morais, lida com o terreno dos valores, a distinção entre o bem e o mal, o certo e o errado. No entanto, dependendo da civilização, esses valores e princípios têm assumido formas diversas, de acordo com os contextos históricos e sociais, nos quais as necessidades e os desafios para a prática têm características muito diferentes[114].

A ética nos cuidados de saúde está interligada com a qualidade da prestação diária de cuidados. O *ethos* e os princípios éticos devem invariavelmente permear o cenário da prática profissional, com o objetivo primordial de defender a dignidade de cada indivíduo[115]. A importância de conduzir os esforços profissionais guiados pela ética é ampliada, particularmente, dada a natureza inevitável das interações pessoais nessa área[116].

A bioética emergiu como um empreendimento interdisciplinar com a intenção de analisar e ponderar sobre os desafios concretos que surgiram na sociedade contemporânea. Essa disciplina se define como a investigação sistemática da conduta humana no âmbito das ciências da vida e do cuidado de saúde, pautada por princípios e valores amplamente reconhecidos, tais como a autonomia, a beneficência, a não maleficência e a justiça.

Os médicos deparam-se frequentemente com uma gama diversificada de dilemas éticos complexos, um fenômeno que se estende mesmo a contextos de cuidados de saúde modestos. Sydney Halpern e Marc Rodwin[117] delineiam um conjunto de dilemas prevalentes, alguns dos quais geraram disparidades nos pontos de vista profissionais:

a. Retenção de tratamento devido a restrições orçamentais dentro de uma organização ou em resultado de políticas de seguros;

b. Aceitar incentivos financeiros de fabricantes de produtos farmacêuticos ou de dispositivos médicos;

c. Envolver-se em relações amorosas com os pacientes ou os seus familiares;

---

[114] RIBEIRO, A. E. R. A. Odontologia para pessoas em situação de rua: a formação como caminho de colaboração e equidade em saúde. *Congresso Internacional de Direitos Humanos de Coimbra*, [S. l.], v. 7, n. 1, p. 32, 2022.

[115] BUB, M. B. C. Ética e prática profissional em saúde. *Texto & Contexto – Enfermagem*, [S. l.], v. 14, n. 1, p. 65-74, mar. 2005. p. 68.

[116] *Ibid.*, p. 68.

[117] HALPERN, S. A.; RODWIN, M. A. Medicine, money, and morals: physicians' conflicts of interest. *Contemporary Sociology*, [S. l.], v. 23, n. 3, p. 445-446, May 1994.

d. Ocultar erros ou enganos;

e. Denunciar a má conduta de um colega profissional de saúde;

f. Prescrever placebos;

g. Praticar medicina defensiva para evitar ações judiciais por negligência;

h. Desvincular-se de fornecedores de seguros;

i. Violar a confidencialidade do paciente em resposta a riscos relacionados com a saúde.

As normas profissionais servem como uma abordagem para oferecer orientação quando confrontadas com dilemas éticos, embora possam não abranger todas as preocupações e possam, por vezes, não abordar as sutilezas de valores contraditórios. Em consonância com as recomendações de muitos especialistas em ética profissional, uma estrutura básica de quatro valores ou princípios fundamentais é frequentemente defendida para lidar com dilemas éticos[118]:

I. Autonomia: reconhecer que os pacientes possuem inerentemente o direito de determinar as suas próprias decisões em matéria de cuidados de saúde;

II. Justiça: garantir a distribuição equitativa dos benefícios e encargos dos cuidados de saúde na sociedade;

III. Beneficência: o compromisso de agir no melhor interesse do paciente, procurando promover o seu bem-estar;

IV. Não maleficência: o imperativo de evitar causar danos de qualquer forma ao paciente.

As competências de comunicação eficazes desempenham um papel fundamental no domínio da ética médica. Frequentemente, as disputas éticas surgem devido a informações incompletas ou na omissão de fatos cruciais quando se interage com os pacientes. Além disso, o exercício da

---

[118] BUHAGIAR, T. M.; SMITH, D. S. Ethical decision making. *Clinical Nurse Specialist*, [S. l.], v. 36, n. 2, p. 74-77, mar. 2022. p. 75.

sensibilidade e a demonstração de respeito são de extrema importância. Mesmo uma decisão ética bem estruturada poderá ser ignorada, se a confiança do paciente não tiver sido conquistada[119].

Muitas vezes, a ética é vista como um esforço prescritivo, delineando limites sobre o que se deve abster de fazer. No entanto, em muitos casos, pode servir como uma fonte de libertação, validando a correção das nossas ações. O envolvimento num processo metódico de reflexão ética pode incutir um maior sentido de segurança no curso da ação. Ao dissipar dúvidas persistentes, os prestadores de cuidados de saúde podem avançar com os seus planos de cuidados de forma mais decisiva e resolutiva[120].

À medida que o panorama dos cuidados de saúde continua a evoluir, a tomada de decisões éticas pode tornar-se cada vez mais complexa. Por exemplo, os desafios crescentes relacionados com a obtenção de seguros acessíveis podem levar os pacientes a renunciar aos cuidados necessários, afetando significativamente a estratégia de cuidados do médico. Embora alguns médicos possam ver a ética médica como uma matéria um tanto abstrata, aparentemente desligada dos aspectos pragmáticos da prática clínica, ela também tem implicações e aplicações substanciais e pragmáticas[121].

2.4 A "VIOLÊNCIA OBSTÉTRICA" ENQUANTO DESVIO À *LEGES ARTIS* MÉDICA NO CONTEXTO DA MEDICINA OBSTÉTRICA

Quando se fala na prestação e cuidados em obstetrícia e neonatologia, o documento central é a Portaria 310/2016, de 12 de dezembro, de Portugal. Essa portaria estabelece os requisitos técnicos para o funcionamento dos estabelecimentos de saúde privados e dos hospitais do Sistema Nacional de Saúde que prestem serviços médicos e de enfermagem na área da obstetrícia e neonatologia. O regulamento abrange questões relacionadas com a qualidade e segurança dos serviços prestados, bem como a elaboração e comunicação de relatórios de avaliação dos cuidados prestados. Especificamente, a portaria abrange as seguintes categorias de unidades de saúde:

---

[119] SEDIG, L. What's the role of autonomy in patient- and family-centered care when patients and family members don't agree? *The AMA Journal of Ethic*, [S. l.], v. 18, n. 1, p. 12-17, Jan. 2016. p. 14.

[120] Ibid., p. 14.

[121] GONÇALVES, N. E. X. M. *et al*. Competências profissionais do nutricionista hospitalar e estratégias para potencializá-las/Professional skills of the hospital nutritionist and strategies to potentiate them. *Ciência, Cuidado e Saúde*, [S. l.], v. 16, n. 4, p. 1-7, dez. 2017. p. 3-4.

I. Unidades sem Pronto-Socorro Aberto: são unidades que não estão equipadas para atender casos de urgência e que se concentram na prestação de atendimento programado em obstetrícia e neonatologia;

II. Unidades com Pronto-Socorro Permanente e Aberto ao Público com Equipe Central: são unidades que têm capacidade de resposta a situações de emergência e estão permanentemente disponíveis para receber pacientes externos. Essas unidades têm uma equipe nuclear responsável pela prestação de cuidados;

III. Unidades com Pronto-Socorro Permanente e Aberto ao Público com Equipe Ampliada: esse termo abrange as unidades que também oferecem cuidados de emergência, mas que têm uma equipe ampliada para prestar serviços. Essas unidades podem receber grávidas em qualquer fase da gravidez.

O principal objetivo dessa regulamentação é garantir que as instituições de saúde que atuam na área de obstetrícia e neonatologia cumpram rigorosos padrões de qualidade e segurança. Além disso, a portaria estabelece orientações para a elaboração e compartilhamento de relatórios de avaliação dos cuidados prestados, garantindo a transparência e a responsabilização na prestação de serviços de saúde nesse contexto.

A violência obstétrica, no seu âmago, e as ações judiciais relacionadas com a responsabilidade médica resultam de desvios das normas médicas aceitas (*legis artis* médica), quer por meio de ações, quer de omissões. Esses casos giram principalmente em torno de incidentes ocorridos durante o parto.

Quando a mãe e/ou a criança sofrem danos durante o processo de parto, esses processos judiciais baseiam-se frequentemente na noção de "negligência médica". Essa negligência pode manifestar-se de formas que resultam em ferimentos no bebê ou, em casos trágicos, levar à morte do bebê. Esses resultados infelizes estão normalmente ligados a práticas pouco recomendáveis exibidas pela equipe de profissionais de saúde a quem foi confiada a supervisão do processo de nascimento, ou de quem se esperava que prestasse a assistência necessária durante o parto.

Problemas durante o processo de parto podem assumir várias formas e são frequentemente citados como causas de litígios médicos. Dentre essas questões, destacam-se a demora na decisão de realizar uma cesariana, a execução inadequada de cesarianas, a utilização de fórceps ou ventosas que resultam em lesões cerebrais na criança, e a lamentável situação em que uma mulher é deixada desamparada durante longas horas enquanto aguarda assistência médica, entre outras circunstâncias igualmente preocupantes[122].

Além disso, quando erros de diagnóstico ocorrem durante a fase gestacional, quando a mulher está grávida, e a paciente não é devidamente informada sobre a evolução do feto e o verdadeiro estado de saúde deste, as ações legais que se seguem tendem, em grande medida, a recair sobre a responsabilidade médica. Nesses casos, a falta de informações adequadas pode ser considerada um fator crítico que contribui para as ações judiciais propostas[123].

Em alguns casos, os pais movem ações judiciais conhecidas como casos de *"wrongful birth"*[124]. Essas situações particulares surgem pela falta da seguinte situação: se o obstetra tivesse identificado malformações ou doenças fetais, ou se tivesse transmitido esta informação aos pais, teria dado a estes a oportunidade de fazerem uma escolha fundamentada sobre se deveriam prosseguir com a gravidez ou considerar a interrupção como uma opção viável. Essencialmente, os casos de nascimento ilícito giram em torno da alegação de que a ausência de informação oportuna e completa privou os pais do seu direito a tomar uma decisão totalmente esclarecida sobre a continuidade da gravidez.

Nos cenários em que uma criança nasce com deficiências graves, abrangendo incapacidades físicas e mentais, surge frequentemente um recurso legal. Nessa situação, a criança, normalmente representada pelos pais, inicia uma ação judicial conhecida como *"wrongful life"*[125].

Uma ação judicial por *"wrongful life"* gira em torno do argumento de que, se os profissionais de saúde tivessem identificado deficiências ou condições específicas do feto durante a fase pré-natal e tivessem posteriormente transmitido essa informação aos pais, estes poderiam ter tomado uma decisão diferente relativamente à continuidade da gravidez. Essa ação judicial coloca um desafio ético e jurídico complexo, uma vez que levanta essencialmente

---

[122] MACEDO, J. C. *et al.* O plano de parto como mecanismo de proteção do direito à autodeterminação da mulher em contexto obstétrico em Portugal. *Revista de Bioética y Derecho*, [S. l.], n. 58, p. 223-242, jun. 2023. p. 229.

[123] *Ibid.*, p. 229.

[124] Acórdão do Tribunal da Relação do Porto, relator Paulo Duarte Teixeira, Processo 5397/16.8 T8PRT.P1, data 1 de julho de 2021. Disponível em: http://www.dgsi.pt/jtrp.nsf/56a6e7121657f91e80257cda00381fdf/2b-98b9430ccf28ad8025873b004a5ebd?OpenDocument. Acesso em: 6 abr. 2022.

[125] Acórdão do Tribunal Constitucional 55/2016, *Diário da República*, n.º 51/2016, Série II, de 14 de março de 2016.

questões sobre se uma vida marcada por deficiências graves é preferível à inexistência e se podem ser pedidas indenizações pelo sofrimento e pelos desafios da criança. Esses casos aprofundam a intrincada intersecção entre a ética médica, os direitos reprodutivos e as responsabilidades legais[126].

No primeiro caso, a ação judicial baseia-se na violação de direitos fundamentais. Esses direitos, que constituem a base do processo, abrangem o direito a receber informações completas, o direito a dar um consentimento esclarecido e o direito a exercer a autodeterminação reprodutiva. A violação desses direitos é particularmente significativa para os pais, que, se tivessem sido adequadamente informados e lhes tivesse sido dada a oportunidade, poderiam ter feito uma escolha diferente em relação à continuidade da gravidez. Essa escolha é nomeadamente limitada no tempo, uma vez que se insere no limite das 24 semanas previsto no Art. 142 do Código Penal português.

Por outro lado, o segundo caso centra-se num direito controverso — o direito de não enfrentar uma vida repleta de sofrimento, abrangendo tanto o sofrimento físico como o emocional. Essa vida é frequentemente caracterizada pela dependência de terceiros e pela dependência contínua de medicamentos, bem como pela necessidade de intervenções terapêuticas permanentes. Nesse contexto, a criança apresenta um pedido de indenização por danos não patrimoniais, que englobam a dor e a angústia emocional, bem como por danos patrimoniais. Esses danos pecuniários podem incluir despesas médicas atuais, bem como despesas futuras antecipadas, que, embora ainda não quantificadas, são razoavelmente previsíveis. Essa ação judicial multifacetada reflete a complexa intersecção entre a ética médica, a interpretação jurídica e a procura de justiça em casos que envolvem um sofrimento humano profundo e duradouro.

Para além do princípio fundamental da dignidade humana, a discussão em torno da violência contra as mulheres revela um vasto espectro de violações dos Direitos Humanos, afetando o seu bem-estar físico, psicológico e emocional.

Como foi visto, são vários os direitos da mulher e contexto importância de defender a autonomia e a autodeterminação das mulheres grávidas, em trabalho de parto e puérperas não pode ser subestimada. Esses princípios servem de alicerce para a prática de uma medicina obstétrica de qualidade. No domínio dos cuidados de saúde, o foco é o ser humano

---

[126] MACEDO et al., op. cit., p. 230.

individual. Durante o processo de trabalho de parto, a principal preocupação dos profissionais de saúde deve ser o bem-estar físico e psicológico da mulher e do feto ou criança em desenvolvimento. Essa ênfase sublinha o valor intrínseco de respeitar e salvaguardar os direitos e a saúde de todos os indivíduos envolvidos no processo de parto[127].

O reconhecimento e a adesão a um plano de parto, elaborado de forma colaborativa pela mulher ou pelo casal, sob a orientação de um profissional especializado, englobam uma constelação de princípios fundamentais no âmbito da bioética. Esses princípios, tal como sublinhado por Macedo *et al.*, em 2021, têm um significado profundo, e gostaríamos de enfatizar o seu impacto:

O Princípio da Autonomia. A adoção desse princípio traz uma série de vantagens:

- Honrar os valores e as preferências das mulheres durante o trabalho de parto, o parto e o período pós-parto;
- Incentivar a participação ativa das mulheres no processo de tomada de decisão;
- Promover o empoderamento das mulheres em relação às suas próprias escolhas de cuidados de saúde.

O Princípio da Beneficência. A adesão a esse princípio contribui significativamente para a saúde e para a bioética ao:

- Humanizar a experiência do parto, promovendo um ambiente que respeita a dignidade e as preferências do indivíduo;
- Aprimorar a comunicação entre os profissionais de saúde e as mulheres, melhorando assim a qualidade dos cuidados;
- Aumentar os níveis de satisfação das mulheres e o bem-estar geral dos recém-nascidos;
- Aumentar a literacia em saúde, dando às mulheres a possibilidade de fazerem escolhas esclarecidas relativamente aos seus cuidados de saúde.

---

[127] CASTELO BRANCO, J. S. M. *et al*. A importância do plano de parto para autonomia da parturiente. *Research, Society and Development*, [S. l.], v. 11, n. 7, e43911730102, p. 1-10, May 2022. p. 8.

O Princípio da Não Maleficência. Esse princípio bioético autônomo, que evoluiu independentemente da beneficência, esforça-se por:

- Atenuar os casos de violência obstétrica, assegurando que os cuidados sejam prestados com respeito e sem danos;

- Reduzir a incidência de procedimentos e intervenções médicas desnecessárias e indesejadas que possam ter efeitos adversos na saúde e no bem-estar das mulheres.

O Princípio da Justiça. A introdução de um plano de parto oferece várias vantagens notáveis relacionadas com a justiça:

- Diminuir a frequência de cesarianas, promovendo os partos vaginais quando apropriados e seguros;

- Diminuir os custos dos cuidados de saúde por meio de uma abordagem mais simplificada e centrada no paciente;

- Ampliar o acesso para profissionais de saúde, nomeadamente especialistas, facilitando a prestação de cuidados integrais.

Levando em conta os impactos profundos na autonomia individual, no direito à saúde e no bem-estar físico e psicológico das mulheres em contextos de cuidados de saúde e obstétricos, defendemos que a adoção de um plano de parto constitui uma concretização indiscutível desses princípios. Não só preserva a dignidade humana, como também salvaguarda a saúde holística das mulheres durante as suas experiências hospitalares e obstétricas.

Nesse sentido, o plano de parto configura-se como um autêntico instrumento ou mecanismo que desempenha um papel fundamental na salvaguarda dos Direitos Humanos fundamentais das mulheres durante o processo de parto. Para sublinhar o significado dessa afirmação, é imperativo fazer referência à definição da Organização Mundial de Saúde, que diz inequivocamente que qualquer forma de abuso, maus-tratos, negligência ou desrespeito sofrido pelas mulheres durante o parto constitui uma violação profunda dos seus Direitos Humanos fundamentais. Essa violação está em contradição direta com as normas e princípios internacionalmente reconhecidos que sustentam a base dos Direitos Humanos[128].

---

[128] OMS, 2014.

Para estabelecer a validade e a legitimidade ética das ações médicas, é imperativo sublinhar a importância inequívoca da obtenção do consentimento esclarecido da mulher envolvida, particularmente no que diz respeito às decisões relacionadas com o seu próprio corpo. A falta desse consentimento não só constitui uma violação das normas médicas estabelecidas, conhecidas como *"legis artis"*, como também uma infração penal, tal como previsto no Art. 156 do Código Penal português:

> 1 - Os indivíduos referidos no artigo 150.º, que realizem intervenções ou tratamentos médicos sem o consentimento expresso do doente para os fins nele previstos, são punidos com pena de prisão até três anos ou com pena de multa.

É fundamental interpretar o Art. 156 em conjugação com o Art. 157 do Código Penal português, que diz respeito ao "dever de esclarecimento". Este artigo define as circunstâncias específicas em que o consentimento do paciente tem relevância legal e, consequentemente, pode proteger os profissionais de saúde de consequências legais:

> O consentimento só é considerado válido quando o doente tiver sido informado de forma completa sobre o diagnóstico, a natureza, a extensão, a dimensão e as consequências potenciais da intervenção ou do tratamento proposto. No entanto, este requisito pode ser dispensado nos casos em que a revelação de certos pormenores ponha em perigo a vida do doente ou represente um risco substancial de danos graves para a sua saúde física ou mental.

Na sua essência, esse enquadramento legal sublinha a natureza crítica do consentimento esclarecido como pedra angular da prática médica ética. Não só defende os princípios da autonomia do paciente e da integridade física, como também delineia os limites legais a que os profissionais de saúde devem aderir, assegurando que as ações médicas sejam válidas e justificáveis, tanto do ponto de vista ético como legal.

Assim, à luz do inquérito apresentado à comissão pela Associação Portuguesa pelos Direitos da Mulher na Gravidez e Parto[129], é evidente que houve casos significativos em que não foi obtido o necessário consentimento esclarecido. Os dados revelam um padrão preocupante em vários procedimentos médicos:

---

[129] Associação Portuguesa pelos Direitos da Mulher na Gravidez e Parto, "Inquérito experiencias de parto em PORTUGAL | 2.ª edição". Disponível em: https://associacaogravidezeparto.pt/campanhas-e-eventos/inquerito-experiencias-de-parto-em-portugal-2-a-edicao/. Acesso em: 9 jan. 2024.

1. As cesarianas: em 17,8% dos casos, o consentimento não foi obtido de forma adequada;

2. Partos induzidos: um número notável de 7,7% dos partos induzidos ocorreu sem o indispensável consentimento esclarecido;

3. Administração de medicamentos para acelerar o trabalho de parto: 11,8% dos casos envolvendo medicação para acelerar o trabalho de parto ocorreram sem o necessário consentimento esclarecido;

4. Analgesia/anestesia epidural: em 8,3% dos casos, as pacientes não forneceram consentimento esclarecido para esses procedimentos de manejo da dor;

5. Episiotomia: um número substancial de 29,7% dos casos envolvendo episiotomia foi realizado sem a obtenção do consentimento esclarecido;

6. Ruptura do saco amniótico: impressionantes 22% dos casos que envolveram a ruptura do saco amniótico foram realizados sem a obtenção do devido consentimento esclarecido.

É importante sublinhar que, em cada um desses casos, as ações médicas realizadas sem consentimento esclarecido representam uma violação da lei. Esse fato não só põe em relevo a legalidade desses procedimentos, como também levanta sérias preocupações éticas relativamente à autonomia dos pacientes, à integridade física e aos princípios da ética médica. A abordagem dessas questões é relevante para garantir que as práticas médicas respeitem tanto as normas legais como os princípios éticos subjacentes aos cuidados de saúde.

Como já foi referido, é importante notar que, no quadro legal português, não existe um crime distinto designado explicitamente como "violência obstétrica". Consequentemente, as mulheres que sofreram maus-tratos durante o parto têm frequentemente recorrido à apresentação de denúncias por meio de outras disposições legais. Essa situação criou um desafio significativo, contribuindo potencialmente para a relativa escassez de denúncias criminais especificamente relacionadas com maus-tratos por parte de profissionais de saúde no contexto da obstetrícia[130].

---

[130] MACEDO et al., op. cit., p. 234.

A ausência de uma classificação legal específica para a violência obstétrica pode complicar o processo de procura de reparação legal para as mulheres que sofreram maus-tratos durante a gravidez e o parto. Essa questão sublinha a importância da reforma jurídica e dos esforços de sensibilização para preencher essas lacunas e garantir que o sistema jurídico esteja equipado para abordar e combater eficazmente a violência obstétrica. Tais reformas são cruciais para promover a responsabilização, defender os direitos das mulheres e salvaguardar o seu bem-estar durante o período vulnerável do parto.

2.5 CONCLUSÃO

A discussão sobre os Direitos Humanos das mulheres no contexto obstétrico é de extrema importância, pois envolve questões fundamentais relacionadas ao respeito, à dignidade, à ética médica e à qualidade dos cuidados de saúde prestados às mulheres durante a gravidez e o parto. Este capítulo aprofundou os direitos e garantias das mulheres nesse contexto, bem como a ética da profissão médica e o problema da violência obstétrica.

Ao longo deste capítulo, analisamos exaustivamente uma série de direitos e garantias que devem ser assegurados às mulheres no contexto obstétrico. Começando pelo direito fundamental ao respeito, destacamos a importância do reconhecimento da autonomia da mulher e do seu papel central nas decisões relativas à sua saúde e de seu filho. Esse respeito deve estender-se ao direito à integridade física e psicológica, garantindo que nenhum procedimento médico seja efetuado sem o consentimento livre e esclarecido da mulher.

Outro direito fundamental é o acesso a informações completas sobre o estado de saúde da mulher e do seu filho. Uma comunicação transparente entre médicos e pacientes é essencial para garantir que as mulheres possam fazer escolhas esclarecidas sobre os cuidados que desejam receber. Isso está intimamente relacionado com o direito ao consentimento esclarecido, que não é apenas uma formalidade, mas uma pedra angular da ética médica.

A autodeterminação reprodutiva é um direito que dá às mulheres o poder de decidir sobre a sua própria saúde reprodutiva. Isso inclui o direito de recusar tratamento médico, se assim o desejar, e de ter seus planos de parto respeitados. A liberdade de movimentos durante o parto é também um aspecto importante deste direito, permitindo às mulheres encontrar a posição mais confortável para elas.

Para além disso, o direito ao acompanhamento é fundamental para garantir o apoio emocional e prático de que a mulher pode necessitar durante o trabalho de parto. A presença de um acompanhante da sua escolha pode ser relevante ao seu bem-estar e a sua tranquilidade.

A privacidade e a confidencialidade são direitos que devem ser protegidos em todas as circunstâncias. As informações médicas de uma mulher são pessoais e devem ser tratadas com o devido respeito e sigilo.

Por fim, o direito a cuidados de saúde oportunos, de qualidade e seguros conclui a discussão sobre os direitos das mulheres no contexto obstétrico. É essencial que os serviços de saúde satisfaçam as necessidades das mulheres de forma eficiente e segura, garantindo que recebam os melhores cuidados possíveis.

A ética desempenha um papel fundamental na prática médica, especialmente em obstetrícia. Os obstetras têm a responsabilidade ética de garantir que os direitos das mulheres sejam respeitados e que elas recebam cuidados de qualidade. Isso implica seguir princípios deontológicos como o respeito pela autonomia do paciente, a beneficência e a não maleficência. Para além disso, os princípios bioéticos, como a autonomia e a justiça, são também fundamentais na tomada de decisões éticas em obstetrícia.

Infelizmente, apesar dos direitos e princípios éticos, a violência obstétrica ainda é uma realidade em muitos contextos. A imposição de procedimentos médicos sem consentimento, a falta de informações adequadas e o desrespeito pela autonomia das mulheres são exemplos dessa violência. É fundamental que os profissionais de saúde sejam educados e sensibilizados para essas questões, de forma a garantir a eliminação desses desvios éticos.

Concluindo, os Direitos Humanos das mulheres no contexto obstétrico são fundamentais para garantir que as mulheres recebam cuidados de saúde respeitosos, éticos e de qualidade durante a gravidez e o parto. O respeito pela autonomia, a garantia de informações adequadas, o consentimento esclarecido e a ausência de violência obstétrica são componentes essenciais desses direitos. A ética médica desempenha um papel relevante na promoção desses direitos, sendo essencial que os profissionais de saúde atuem de acordo com os princípios deontológicos e bioéticos.

3

A VIOLÊNCIA OBSTÉTRICA ENQUANTO FORMA DE "VIOLÊNCIA DE GÊNERO"

3.1 NOTA PRÉVIA

Este capítulo tem como objetivo abordar um tema de extrema relevância social e jurídica: a Violência Obstétrica como uma forma de "Violência de Gênero". A violência obstétrica é uma questão complexa e multifacetada que afeta a vida e a saúde das mulheres durante a gravidez, o parto e o puerpério, com graves implicações para a sua integridade física, emocional e psicológica.

Na segunda seção, será apresentado um retrato de Direito Comparado da violência obstétrica, procurando compreender como os diferentes países têm abordado e legislado sobre essa matéria. Serão analisados os principais desafios, avanços e lacunas na proteção dos direitos das mulheres grávidas, parturientes e puérperas.

Na terceira seção, serão abordadas as modalidades de "violência obstétrica", destacando as diferentes formas de abuso e maus-tratos sofridos pelas mulheres no contexto do parto e dos cuidados obstétricos. Serão discutidas as dimensões psicológica, física, sexual, institucional e material da violência obstétrica, proporcionando uma visão abrangente dos vários tipos de violência a que as mulheres estão sujeitas nesse contexto específico.

Na quarta seção, o enfoque será colocado na compreensão da violência obstétrica como uma manifestação de "violência baseada no gênero". Será explorada a relação entre o poder patriarcal, a desigualdade de gênero e os abusos sofridos pelas mulheres no contexto do parto e dos cuidados obstétricos. Serão analisadas as estruturas sociais e culturais que perpetuam essa violência e as suas implicações para os direitos das mulheres.

Finalmente, na quinta seção, serão apresentados mecanismos para eliminar a violência obstétrica, com destaque para as formas de proteger os Direitos Humanos das mulheres durante a gravidez e o parto. Serão exploradas propostas de alteração legislativa que visam garantir cuidados obstétricos humanizados, respeitosos e sem violência, assegurando o cumprimento das normas internacionais e nacionais de proteção dos direitos reprodutivos e de gênero.

Em suma, o objetivo deste capítulo é proporcionar uma visão ampla e aprofundada da violência obstétrica como um modo de "violência baseada no gênero", destacando a necessidade de abordar esse flagelo social por medidas legais, políticas e sociais que promovam o respeito, a igualdade e a dignidade das mulheres nas fases todas da sua experiência reprodutiva.

3.2 A VIOLÊNCIA OBSTÉTRICA: O FLAGELO SOCIAL. RETRATO DE DIREITO COMPARADO

O percurso da gravidez é caracterizado por ritos de passagem significativos, envoltos numa profunda sabedoria pessoal e cultural. Na mesma lógica, o processo de parto compreende rituais essenciais que reintegram as mulheres na sociedade, orientando-as para o seu novo papel de mãe[131]. Assim, o parto reveste-se de grande importância, na medida em que provoca mudanças transformadoras na vida das mulheres, necessitando de cuidados compassivos e personalizados.

No passado, o parto era um assunto privado e familiar, restrito ao domínio das mulheres — sendo um dos momentos em que a mulher se encontra mais vulnerável, requerendo assistência, atenção e cuidado. No entanto, com o avanço do conhecimento científico e da tecnologia, a assistência ao parto passou a ser hospitalar, com o objetivo principal de reduzir as taxas de mortalidade materna e infantil, transformando-o assim num acontecimento público e médico[132.]

A temática da humanização da assistência ao parto foi já explorada por diversos autores, como Marcos Dias e Suely Deslandes[133], que enfatizam a importância da definição do termo e de suas diretrizes. Os autores destacam os seguintes aspectos fundamentais do processo de humanização[134]:

---

[131] JOLIVET, R. et al. Operationalizing respectful maternity care at the healthcare provider level: a systematic scoping review. *Reproductive Health*, [S. l.], v. 18, n. 194, p. 1-15, Oct. 2021.

[132] VIANA, L.; FERREIRA, K.; MESQUITA, M. Humanização do parto normal: uma revisão de literatura. *Saúde em Foco - Teresina*, Teresina, v. 1, n. 1, p. 157-150, ago./dez. 2014.

[133] DIAS, M.; DESLANDES, S. Humanização da assistência ao parto no serviço público: reflexão sobre desafios profissionais nos caminhos de sua implementação. *In*: DESLANDES, S. F. (org.). *Humanização dos cuidados em saúde*: conceitos, dilemas e práticas. Rio de Janeiro: Fiocruz, 2006. p. 351-370.

[134] *Ibid.*, 2006.

a. Valorização dos processos fisiológicos naturais do trabalho de parto, garantindo a presença de acompanhantes escolhidos para dar suporte físico e emocional à mulher e sua família;

b. Respeitar e realizar as preferências da mulher expressas no seu "plano de parto", elaborado em colaboração com os profissionais de saúde ao longo da gravidez;

c. Criar um ambiente que permita que a mulher seja o centro das atenções durante esses momentos profundamente significativos da sua vida.

No entanto, as iniciativas globais destinadas a promover um maior número de partos nas unidades de saúde e a diminuir as taxas de mortalidade materna relacionadas com o parto fizeram com que, inadvertidamente, os profissionais de saúde negligenciassem os aspectos emocionais e sociais nas suas interações com as mulheres. A sua atenção tem sido centrada predominantemente nos aspectos tecnológicos do processo de parto, deixando os aspectos humanos em segundo plano, pelo que a humanização do parto se encontra na ordem do dia[135].

São vários os países que têm documentado e tentado lidar com a desumanização do parto, que serve como uma barreira significativa para o acesso à assistência especializada durante o trabalho de parto, muitas vezes levando a casos de desrespeito e abuso. Estas ações contrariam os princípios éticos defendidos pela OMS, que incluem o respeito, a autonomia, a beneficência e a não maleficência. Esses princípios estão enraizados no quadro conceitual da ética dos cuidados e devem, idealmente, constituir a base dos cuidados prestados às mulheres durante o parto[136].

O parto molda profundamente a vida das mulheres e, por vezes, pode resultar na perda ou limitação da sua autonomia relativamente ao seu corpo. É frequente depararem-se com práticas médicas e normas sociais que influenciam a sua experiência de parto, levando a situações que podem ser vistas como bastante disruptivas para a mulher[137]. Exemplos dessas situações

---

[135] BRADLEY, S. et al. Disrespectful intrapartum care during facility-based delivery in sub-Saharan Africa: a qualitative systematic review and thematic synthesis of women's perceptions and experiences. *Social Science & Medicine*, [S. l.], v. 169, p. 157-170, Nov. 2016.

[136] CAMARGO, J. et al. Actions and reactions to obstetric violence: a qualitative study about waterbirth. *International Journal for Innovation Education and Research*, [S. l.], v. 9, n. 8, p. 284-298, Aug. 2021.

[137] LAGE, L.; CAL, D.; SILVA, B. Corpo e poder: as condições de vulnerabilidade da mulher mãe no debate midiático sobre o parto. *Cadernos Pagu*, [S. l.], v. 59, p. 1-25, 2020.

negativas incluem: a negação da presença do acompanhante escolhido pela mulher, a falta de informações e consentimento relativamente aos procedimentos realizados durante o atendimento, o alívio insuficiente ou não assegurado da dor; a falta de confiança e segurança devido a atitudes desumanizadoras, cesarianas desnecessárias, privação do direito à alimentação e à mobilidade, exames vaginais repetitivos e rotineiros sem qualquer tipo de justificação, recorrer frequentemente ao uso de ocitocina para acelerar o trabalho de parto; episiotomia sem o consentimento da mulher e realização da manobra de Kristeller e a experiência de abuso, incluindo ameaças de violência por parte de parteiras profissionais, são fatores enumerados pelas mulheres na experiência traumática do parto[138]. Todas estas situações podem, em última análise, conduzir a danos físicos, mentais e emocionais permanentes[139].

É neste sentido que se fala em violência obstétrica. A compreensão dessa forma de violência assenta-se em padrões relacionais estabelecidos, marcados por dinâmicas de poder desequilibradas entre as mulheres e os profissionais de saúde. Essas disparidades estão enraizadas no saber técnico-científico, ao lado da autoridade cultural e moral conferida aos profissionais de saúde. Quando essa assimetria de poder se transforma numa relação hierárquica que visa restringir ou impedir a autonomia das mulheres, estabelece-se a violência[140].

Desde o início dos anos 2000, o termo "violência obstétrica" tem ganhado reconhecimento e atenção significativa nos meios acadêmicos e jurídicos, evidenciando a crescente frequência e a profunda importância desse fenômeno. Inicialmente, o seu aparecimento foi observado principalmente nos países da América Latina e Central, com casos notáveis documentados pelo Comitê Latino-Americano e do Caribe para a Defesa dos Direitos da Mulher (Cladem). Esses casos diziam respeito à violência contra as mulheres no âmbito do sistema público de saúde do Peru, incluindo as angustiantes ocorrências de esterilização forçada durante a administração de Fujimori. Estes acontecimentos perturbadores foram meticulosamente documentados durante os anos de 1998 e 1999.

---

[138] A manobra de Kristeller é um procedimento utilizado para acelerar o trabalho de parto por meio da aplicação de uma pressão externa no útero da mulher, encurtando assim a fase de expulsão. Apesar da sua utilização generalizada, não existem provas que sustentem os seus benefícios, podendo mesmo representar riscos para a mulher e para o bebê.

[139] MARTÍN-BADIA, J.; OBREGÓN-GUTIÉRREZ, N.; GOBERNA-TRICAS, J. Obstetric violence as an infringement on basic bioethical principles: reflections inspired by focus groups with midwives. *Int J Environ Res Public Health*, [S. l.], v. 18, n. 23, p. 1-15, 2021.

[140] LAGE; CAL; SILVA, *op. cit.*

Mais recentemente, particularmente à medida que entramos no século XXI, a violência obstétrica transcendeu as fronteiras geográficas e emergiu como uma preocupação premente de Direitos Humanos nos serviços de saúde a uma escala global[141]. Essa evolução sublinha a necessidade crescente de uma maior sensibilização, investigação acadêmica e medidas legais para abordar e retificar essa questão profundamente preocupante que afeta a saúde e os direitos reprodutivos das mulheres em todo o mundo.

Um conjunto substancial de provas científicas indica que o trabalho de parto, em particular o parto em unidades de saúde, está associado a situações de maus-tratos, abuso, desrespeito, negligência e violência. Essas questões afetam um número considerável de mulheres em todo o mundo, provocando efeitos adversos na sua saúde física e mental e influenciando a sua percepção da qualidade dos cuidados que recebem[142, 143].

É importante referir que, ao contrário do que se pensa, a violência durante o parto não se limita aos países subdesenvolvidos. É uma realidade que também afeta as nações desenvolvidas e as que têm rendimentos per capita elevados, mostrando a escala global dessa questão como um importante problema de saúde pública[144].

É importante também esclarecer quem são os sujeitos da violência obstétrica. Quando se aborda a questão da violência obstétrica, é um equívoco comum atribuí-la apenas aos obstetras. No entanto, é necessário reconhecer que esse problema vai para além dos obstetras e abrange vários profissionais de saúde que podem envolver-se em comportamentos que rebaixam e desempoderam as futuras mães. No fundo, diz respeito a todos os profissionais de saúde que interagem com mulheres grávidas no âmbito do sistema de saúde.

A violência obstétrica é uma preocupação multifacetada que exige uma perspectiva mais ampla, abrangendo as ações de um conjunto diversificado de prestadores de cuidados de saúde que desempenham um papel na prestação de cuidados a mulheres grávidas. Essa questão vai para além dos

---

[141] CASTRO, R.; FRÍAS, S. Obstetric violence in Mexico: results from a 2016 national household survey. *Violence Against Women*, [S. l.], v. 26, p. 555-572, 2020.

[142] ANNBORN, A.; FINNBOGADÓTTIR, H. Obstetric violence a qualitative interview study. *Midwifery*, [S. l.], n. 105, p. 1-7, Feb. 2022.

[143] MELO, R. *et al.* A violência obstétrica na percepção dos profissionais que assistem ao parto. *Revista Enfermagem Atual*, [S. l.], v. 91, n. 29, p. 40-48, jan./mar. 2020.

[144] FAHEEM, A. The nature of obstetric violence and the organisational context of its manifestation in India: a systematic review. *Sex. Reprod. Health Matters*, [S. l.], v. 29, n. 2, p. 1-9, 2021.

obstetras, abrangendo um espectro de profissionais do sistema de saúde que podem, intencionalmente ou não, envolver-se em práticas que prejudicam a autonomia e o bem-estar das grávidas.

Na sua essência, a violência obstétrica não se limita a um grupo específico de profissionais; pelo contrário, envolve qualquer pessoa da esfera dos cuidados de saúde que interaja com mulheres grávidas. É imperativo reconhecer e abordar esse problema generalizado de forma abrangente, responsabilizando todos os profissionais de saúde pela garantia da dignidade e dos direitos das grávidas.

A linguagem inclusiva e a terminologia apropriada devem ser sempre utilizadas quando se aborda a questão da violência obstétrica. Este fenômeno engloba um amplo espectro de prestadores de cuidados de saúde que podem estar potencialmente envolvidos em atos que prejudicam o bem-estar das grávidas durante as suas experiências pré-natais e de parto. Esses indivíduos têm a responsabilidade de oferecer apoio abrangente às mulheres durante essa fase crítica da vida delas.

É essencial destacar que os principais destinatários da violência obstétrica são as próprias mulheres que passam pela jornada da gravidez e do parto. Essa questão diz respeito, fundamentalmente, à violência de gênero, uma vez que afeta predominantemente as mulheres, dada a sua posição única enquanto vivenciadoras da gravidez e do parto. É digno de nota o fato de o setor público de saúde ter sido identificado como o local onde se registram mais casos de violência obstétrica, tal como evidenciado em investigação[145]. Essa realidade angustiante estende o seu impacto a vários estratos sociais, demonstrando que esta forma de violência transcende as fronteiras socioeconômicas. No entanto, é particularmente desconcertante o fato de as mulheres do sistema público de saúde se depararem frequentemente com situações mais acentuadas de desrespeito e maus-tratos.

Apesar de ser transversal a todas as classes socioeconômicas, a violência obstétrica frequentemente associada a países de baixo rendimento do Sul Global tem sido objeto de extensa investigação e análise nos últimos anos. Vários estudos[146][147] trouxeram à luz um fato crucial: trata-se de um

---

[145] LINARES, L. H. Ainda precisamos falar sobre a violência obstétrica. *Consultor Jurídico*, [S. l.], 26 nov. 2019

[146] VAN DER WAAL, R. *et al.* Obstetric violence: an intersectional refraction through abolition feminism. *Feminist Anthropology*, [S. l.], v. 4, n. 1, p. 91-114, 2023.

[147] SHABOT, S. Making loud bodies "feminine": a feminist-phenomenological analysis of obstetric violence. *Human Studies*, [S. l.], v. 39, p. 231-247, 2016.

problema generalizado que não conhece fronteiras geográficas e que afeta igualmente o Norte Global com uma urgência premente.

O que exige a nossa atenção neste discurso é o papel fundamental desempenhado por ativistas e acadêmicos oriundos do Sul Global. Os seus esforços incansáveis não só aumentaram a consciencialização em torno da violência obstétrica, como também conduziram a batalhas políticas e jurídicas destinadas a salvaguardar os direitos de todas as pessoas que dão à luz. A sua defesa e as suas ações transcenderam fronteiras, sublinhando a natureza global dessa questão.

É importante reconhecer que a violência obstétrica não se apresenta de forma uniforme em todo o mundo. Pelo contrário, as suas manifestações estão intrinsecamente ligadas a uma complexa rede de fatores, incluindo as circunstâncias específicas, o contexto cultural e político e várias formas de discriminação. Essas formas de discriminação abrangem a classe, a etnia, a idade, o tamanho do corpo, a orientação sexual, a conformidade com as normas cisgênero e a deficiência, contribuindo cada uma delas para as facetas únicas da violência obstétrica sofrida pelos indivíduos[148]. O reconhecimento dessa diversidade é essencial para enfrentar os desafios multifacetados associados à violência obstétrica à escala global.

A designação de um problema desempenha um papel fundamental na forma como é compreendido e reconhecido por aqueles que o vivenciam. Essa perspectiva[149] sublinha a importância de definir com exatidão a violência obstétrica, uma tarefa que tem sido repleta de controvérsia. Controvérsia essa profundamente enraizada num contexto histórico marcado pelo racismo e pelo sexismo estruturais, em que os corpos reprodutivos negros e indígenas foram sistematicamente explorados para fins de experimentação científica. Consequentemente, essa forma insidiosa de violência permaneceu oculta e não falada durante um longo período, enterrada sob o peso da história colonial.

Apesar da resistência persistente e dos esforços contínuos para combater a opressão reprodutiva, tem havido uma ausência flagrante de linguagem, tanto social como legalmente aceita, para articular eficazmente as injustiças sofridas pelos indivíduos marginalizados. À luz dessa deficiência, a conceitualização de "violência obstétrica" surgiu como um passo à frente

---

[148] CHADWICK, R. Breaking the frame: obstetric violence and epistemic rupture. *Agenda*, Durban, v. 35, n. 3, p. 104-115, 2021.
[149] *Ibid.*

crucial. Esse termo serve como um farol, permitindo que todos aqueles que passam pelo processo de parto, bem como o movimento feminista mais alargado, reconheçam e identifiquem tais abusos. Dá poder aos indivíduos para nomear e confrontar uma questão profundamente enraizada que persiste há tempo demais, abrindo, em última análise, o caminho para uma mudança significativa e para a justiça.

Em termos legais, ainda não existe em Portugal um diploma legal que consagre a violência obstétrica, e, apesar de não ser um fenômeno recente, em termos legais ainda é um conceito relativamente novo. Foram duas iniciativas sul-americanas que colocaram a violência obstétrica nos documentos legais.

A primeira vez que o termo "violência obstétrica" apareceu num diploma legal foi em 2007 na Venezuela, onde é regulado pela *Ley Orgánica sobre el Derecho de las Mujeres a una Vida Libre de Violencia* (Lei orgânica sobre o direito das mulheres a uma vida livre de violência)[150]. Essa lei trata não só da violência obstétrica, mas também de todas as formas de violência contra as mulheres, incluindo a violência doméstica, e sujeita-as a sanções. De acordo com esse documento, a violência obstétrica é definida como sendo

> [...] a apropriação do corpo e dos processos reprodutivos das mulheres por parte dos profissionais de saúde, que se traduz num tratamento hierárquico desumanizador, num abuso da medicalização e na patologização dos processos naturais, produzindo uma perda de autonomia e de capacidade de decisão livre das mulheres em relação ao seu corpo e à sua sexualidade, o que tem um impacto negativo na sua qualidade de vida.[151]

A importância da definição de violência obstétrica não pode ser subestimada, uma vez que lança luz sobre uma questão profundamente enraizada — a apropriação de corpos em parto e a caracterização das suas experiências como inerentemente "patológicas", tornando-os vulneráveis e subservientes a um sistema médico inquestionável e autoritário[152].

A formulação específica da Venezuela dessa definição teve um impacto profundo nesse domínio. Serviu como um farol pioneiro para numerosos acadêmicos, investigadores e legisladores de várias regiões, que não a ado-

---

[150] Ley Orgánica sobre el Derecho de las Mujeres a una Vida Libre de Violencia, Capítulo III, Art. 15, n.º 13. Venezuela. 2007.
[151] *Ibid.*
[152] SHABOT, *op. cit.*

taram como se inspiraram nela. Um testemunho da sua influência pode ser visto na adoção de definições semelhantes de violência obstétrica em países como o Panamá e a Argentina, que espelham de perto a perspectiva venezuelana[153].

Esse efeito cascata ressalta a importância global do discurso em torno da violência obstétrica e a necessidade imperativa de desafiar normas e práticas profundamente arraigadas dentro do *establishment* médico. Ao reconhecer a apropriação dos corpos que dão à luz e os preconceitos estruturais incorporados nos sistemas de saúde, essas definições abrem caminho a reformas significativas, defendendo os direitos e a autonomia dos indivíduos durante o processo de parto. Oferecem um enquadramento poderoso para a mudança e capacitam os indivíduos e as comunidades para confrontarem e abordarem essa questão complexa com clareza e convicção.

Rachelle Chadwick[154] sublinha o papel fundamental que as definições desempenham na formação da nossa compreensão de um fenômeno. Muitas vezes, delimitam aspectos específicos, negligenciando inadvertidamente outras instâncias que podem ir contra os critérios definidos. Por exemplo, nas práticas de parto contemporâneas, há uma ênfase crescente em abordagens tecnocráticas que podem, por vezes, conduzir a casos de maus-tratos. No entanto, o que muitas vezes não é levado em conta é a violência que resulta da falta de acesso à tecnologia, da ausência ou da subutilização de intervenções médicas quando estas são consideradas necessárias. Também este fato constitui uma forma de violência e deve ser reconhecido.

Além disso, Dána-Ain Davis[155] chama atenção para a realidade angustiante enfrentada pelas mulheres negras, um fenômeno que ela designa como "racismo obstétrico". O seu trabalho sublinha a intrincada interseccionalidade dessa forma de violência, destacando que a gravidez e o parto não são meramente acontecimentos "naturais", mas estão profundamente imbuídos de dimensões sociais, ideológicas e políticas[156]. A violência obstétrica, no que diz respeito ao racismo, estende-se para além das ações individuais e torna-se uma "prática institucionalmente e sancionada pelo Estado", e não apenas um ato pessoal de violência[157].

---

[153] CHADWICK, *op. cit.*
[154] *Ibid.*
[155] DAVIS, D.-A. Obstetric racism: the racial politics of pregnancy, labor, and birthing. *Medical Anthropology*, [*S. l.*], v. 38, n. 7, p. 560-573, 2019.
[156] CHADWICK, *op. cit.*
[157] DAVIS, *op. cit.*, p. 560-557.

A base deste argumento pode ser encontrada no trabalho seminal de Robbie Davis-Floyd[158] e nos conhecimentos mais recentes apresentados por Rodante van der Waal *et al.*[159], relativamente à formação obstétrica. A análise de Robbie Davis-Floyd[160] aprofunda a noção de que o ato de dar à luz num ambiente hospitalar é semelhante a um ritual num modelo de trabalho de parto tecnomédico. Esse ritual não é apenas realizado em sujeitos gestacionais, mas também em jovens profissionais que estão recebendo formação para se tornarem ginecologistas e parteiras. Por meio de uma série de rituais, muitas vezes envolvendo o uso excessivo de equipamento tecnomédico, o corpo feminino é sistematicamente despojado da sua agência e dignidade, sendo a participação ativa no processo de parto transferida para o pessoal médico. Consequentemente, o ato do parto é enquadrado como algo que sustenta e reforça o paradigma tecnomédico dominante da existência da sociedade.

Rodante van der Waal *et al.*[161] argumentam que a formação obstétrica vai para além de ser uma mera iniciação ao modelo tecnomédico do parto. Vai mais longe ao moldar a subjetividade obstétrica, não por meio do uso direto da tecnologia, mas antes mediante a apropriação do corpo grávido como uma parte subordinada e menos digna do eu obstétrico. Essa perspectiva marginaliza efetivamente a experiência materna, relegando-a para uma posição de "alteridade".

Essas ideias críticas realçam o profundo impacto da formação obstétrica na percepção do parto não só como um acontecimento médico, mas também como um fenômeno sociocultural e psicológico. Sublinham a necessidade de uma abordagem mais holística à educação e à formação para o parto que respeite a agência e a dignidade dos indivíduos que dão à luz, ao mesmo tempo que desafia o paradigma tecnomédico dominante que veio definir as práticas modernas de parto.

Além disso, e mais recentemente, Rodante van der Waal *et al.*[162] estabelecem uma ligação significativa com o influente trabalho de Silvia Federici, que se centra na caça às bruxas na Europa pré-moderna como um acontecimento histórico que lançou as bases para o controle biopolítico do

---

[158] DAVIS-FLOYD, R. The technological model of birth. *The Journal of American Folklore*, [S. l.], v. 100, n. 398, p. 479-495, 1987.
[159] VAN DER WAAL *et al.*, *op. cit.*
[160] DAVIS-FLOYD, *op. cit.*
[161] VAN DER WAAL *et al.*, *op. cit.*
[162] *Ibid.*

Estado sobre os corpos reprodutivos. No contexto da Europa pré-moderna, as mulheres em gestação e as parteiras encontravam-se em circunstâncias terríveis, frequentemente acusadas de crimes reprodutivos, como o aborto ou o infanticídio, enfrentando muitas vezes o terrível destino da execução por fogo.

É notável que essa perseguição se estendesse mesmo às mulheres que tinham sofrido abortos espontâneos ou perdido filhos devido à fome. Um tratamento tão rígido das capacidades reprodutivas das mulheres, considerando-as meramente como um recurso para sustentar a reprodução social, desempenhou um papel fundamental no avanço do progresso capitalista.

Essa perspectiva histórica acrescenta uma camada crítica à compreensão de como a expansão do capitalismo necessitou não só da acumulação primitiva de terra, mas também da acumulação primitiva de corpos reprodutivos. Essa exploração sistêmica foi impulsionada pela necessidade imperativa de assegurar um fornecimento contínuo de mão de obra para as gerações futuras, cimentando assim o controle e a subjugação dos direitos reprodutivos como uma componente integral da paisagem socioeconômica mais ampla.

Essas perspectivas enfatizam a complexidade da violência obstétrica e as suas várias dimensões, incluindo os fatores estruturais e sistêmicos que contribuem para a sua perpetuação. É imperativo reconhecer essas complexidades para abordar e combater essa questão de forma eficaz, lutando por experiências de parto equitativas e respeitosas para todos os indivíduos.

A linha de argumentação aqui apresentada é particularmente convincente, lançando luz sobre a forma como as instituições patriarcais de autoridade estabeleceram uma ligação direta e frequentemente coerciva entre as mulheres e os seus potenciais descendentes. Ao fazê-lo, diminuíram sistematicamente o papel da mãe como sujeito autônomo e autodeterminante. Esta abordagem criou efetivamente uma ruptura pronunciada entre a mãe e o seu corpo reprodutivo, bem como entre ela e os filhos que poderia ter, resultando numa relação profundamente perturbada. Além disso, a apropriação da obstetrícia como profissão desempenhou um papel fundamental no reforço desse controle biopolítico do Estado.

Tal como Rodante van der Waal[163] *et al.* salientam corretamente, esse contexto histórico de ruptura biopolítica pré-moderna teve consequências

---
[163] *Ibid.*

duradouras tanto para a relação mãe-filho como para a relação mãe-parteira. É fundamental reconhecer que essa perturbação atuou como a base primordial sobre a qual se ergueu o edifício das instituições obstétricas modernas. Esse desenvolvimento teve lugar no contexto mais vasto do colonialismo e do capitalismo racial, reforçando o controle e a subjugação das experiências reprodutivas das mulheres.

Essa análise histórica sublinha o impacto de longo alcance e duradouro dessas primeiras dinâmicas de poder nas questões contemporâneas de justiça reprodutiva. Salienta a necessidade urgente de reconhecer e confrontar a intrincada interação entre os acontecimentos históricos, o patriarcado, o controle biopolítico e o desenvolvimento de práticas obstétricas modernas no âmbito de uma paisagem sociopolítica mais vasta.

Em 2009, outro diploma legal surge na América Latina, mais precisamente na Argentina, por via da *Ley 24.685*, de *Protección Integral para Prevenir, Sancionar y Erradicar la Violencia contra las Mujeres*. A violência obstétrica foi definida na alínea "e" do Art. 6º do referido diploma como sendo a que o pessoal de saúde exerce sobre o corpo e os processos reprodutivos das mulheres, por meio de um tratamento desumanizado, num abuso de medicalização e patologização dos processos naturais, de acordo com a Lei 25.929[164].

Na Europa, os primeiros passos são dados, com especial destaque para um projeto de lei italiano, publicado em 2016, para criminalizar a violência obstétrica com o nome *"Norme per la tutela dei diritti della partoriente e del neonato e per la promozione del parto fisiologico"*[165]. De acordo com o governo italiano, a necessidade de um projeto de lei que promova a proteção dos direitos das mulheres no parto e no parto fisiológico e a salvaguarda da saúde do recém-nascido decorre da convicção de que a promoção da saúde materno-infantil é um objetivo prioritário a ser seguido em âmbito nacional, devido aos efeitos positivos que tem na qualidade de vida da mãe, da criança e, consequentemente, da população[166].

---

[164] ARGENTINA. Ley de Protección Integral para Prevenir, Sancionar y Erradicar la Violencia contra las Mujeres en los Ámbitos en que Desarrollen sus Relaciones Interpersonales. Buenos Aires: Senado y Cámara de Diputados, 11 mar. 2009. Disponível em: https://siteal.iiep.unesco.org/sites/default/files/sit_accion_files/ley_ndeg_26.485_organized.pdf. Acesso em: 9 jan. 2024.

[165] "Normas para a proteção dos direitos das mulheres no parto, a promoção do parto fisiológico e a proteção da saúde do recém-nascido".

[166] Disegno di Legge C.3670 - Norme per la tutela dei diritti della partoriente e del neonato e per la promozione del parto fisiologico. Disponível em: https://parlamento17.openpolis.it/singolo_atto/62977. Acesso em: 9 jan. 2024.

A violência obstétrica é uma realidade que existe mesmo nos partos hospitalares em Portugal, embora o termo ainda não tenha encontrado reconhecimento legislativo. No entanto, a Lei 110/2019, de 9 de setembro, veio estabelecer um quadro de salvaguarda das mulheres em idade reprodutiva nos estabelecimentos de saúde, incluindo durante o parto[167]. Essa lei constitui a segunda alteração à Lei 15/2014, de 21 de março (Lei dos Direitos e Deveres dos Utentes dos Serviços de Saúde), definindo os princípios, direitos e deveres das mulheres grávidas, parturientes e puérperas. A violação desses direitos por parte dos profissionais de saúde implica responsabilidade civil.

A ausência de legislação específica que utilize o termo "violência obstétrica" não diminui a importância da abordagem dos maus-tratos durante o parto. A referida Lei 110/2019 visa proteger os direitos das mulheres durante o seu percurso reprodutivo, incluindo o parto, e responsabiliza os profissionais de saúde por qualquer infração a esses direitos. Embora o termo "violência obstétrica" possa não ser explicitamente mencionado, a lei estabelece medidas para prevenir qualquer forma de maus-tratos, garantindo que a dignidade e a autonomia das mulheres sejam respeitadas durante o período da gravidez e do parto[168].

E a violência obstétrica é uma triste realidade em Portugal, conforme indicam os resultados de alguns estudos. Por exemplo, o Euro-Peristat[169], um extenso projeto de investigação transnacional que compila dados científicos sobre as práticas de parto em vários países europeus. Ao realizar esse inquérito, os investigadores obtêm informações valiosas sobre as tendências e diferenças prevalecentes nas práticas de parto entre as nações. O estudo revelou características distintivas do panorama do parto em Portugal, indicando que o país apresenta algumas das taxas mais elevadas de cesarianas, episiotomias e induções do parto. É importante salientar que estas práticas não estão alinhadas com as recomendações da OMS[170].

---

[167] Lei 110/2019, de 9 de setembro, "Estabelece os princípios, direitos e deveres aplicáveis em matéria de proteção na preconceção, na procriação medicamente assistida, na gravidez, no parto, no nascimento e no puerpério, procedendo à segunda alteração à Lei n.º 15/2014, de 21 de março".

[168] Como se pode ler no Art. 1º, sobre o Objeto, da Lei 110/2019, de 9 de setembro: "A presente lei estabelece os princípios, direitos e deveres aplicáveis em matéria de proteção na preconceção, na procriação medicamente assistida, na gravidez, no parto, no nascimento e no puerpério, visando a sua consolidação, abrangendo os serviços de saúde do setor público, privado e social".

[169] EURO-PERISTAT PROJECT. *European perinatal health report*: health and care of pregnant women and babies in Europe in 2010. [S. l.]: Euro-Peristat, 2010. p. 102.

[170] WORLD HEALTH ORGANIZATION (WHO). *WHO recommendations*: intrapartum care for a positive childbirth experience. Geneva: WHO, 2018.

Já de outro estudo, realizado pela Associação Portuguesa pelos Direitos da Mulher na Gravidez e Parto, que abrangeu o período de 2015 a 2019, participaram 7.593 mulheres, das quais 7.555 deram à luz em Portugal nesse período. Dessas experiências, 69% foram partos vaginais, enquanto 31% foram cesarianas[171].

O inquérito também esclareceu sobre as intervenções realizadas durante o parto. Verificou-se que, nos partos vaginais, 2,6% das mulheres foram submetidas a procedimentos de tricotomia sem o seu consentimento. Além disso, a manobra de Kristeller foi aplicada sem o consentimento da mulher em 19,1% dos partos vaginais; e as episiotomias foram efetuadas sem consentimento em 29,7% dos partos vaginais[172].

Esses resultados sublinham a importância de respeitar a autonomia da mulher e a tomada de decisões esclarecidas durante o parto. A realização de procedimentos médicos sem o devido consentimento pode ser uma violação dos direitos da mulher e pode levar a experiências negativas e a potenciais resultados adversos para a saúde. Os profissionais de saúde e as autoridades políticas devem estar atentos a essas estatísticas e trabalhar no sentido de garantir que a experiência de parto de todas as mulheres seja caracterizada por práticas respeitadoras e baseadas em provas, em conformidade com os princípios dos cuidados centrados na paciente e dos direitos reprodutivos das mulheres. A comunicação aberta e a tomada de decisões partilhada entre as mulheres e os seus prestadores de cuidados de saúde são vitais para fomentar experiências de parto positivas e promover o bem-estar materno e neonatal[173].

No entanto, e apesar dessa realidade, o termo "violência obstétrica" não é reconhecido pelo ordenamento jurídico português. Para além de não encontrar reconhecimento legal no ordenamento jurídico português, o conceito de "violência obstétrica" é totalmente rejeitado pela Ordem dos Médicos. Em outubro de 2021, em resposta ao Projeto de Lei 912/XIV/2.ª, apresentado pela deputada Cristina Rodrigues à Assembleia da República, a Ordem emitiu um parecer manifestando a sua oposição à utilização do

---

[171] Associação Portuguesa pelos Direitos da Mulher na Gravidez e Parto, "Inquérito experiências de parto em PORTUGAL | 2.ª edição". Disponível em: https://associacaogravidezeparto.pt/campanhas-e-eventos/inquerito-experiencias-de-parto-em-portugal-2-a-edicao/. Acesso em: 9 jan. 2024.

[172] *Ibid.*

[173] *Ibid.*

termo "violência obstétrica" em países com padrões de excelência nos cuidados de saúde materno-infantil, como é o caso de Portugal[174].

A posição da Ordem dos Médicos destaca a sensibilidade em torno da terminologia utilizada para descrever práticas durante o trabalho de parto e enfatiza o compromisso com a prestação de cuidados médicos de alta qualidade e respeitosos no contexto do trabalho de parto e nascimento. Embora a discussão sobre a utilização do termo "violência obstétrica" seja complexa e possa variar entre diferentes perspectivas, o mais importante é garantir que todas as mulheres recebam cuidados de saúde adequados, seguros e centrados nas necessidades, com base em provas científicas e princípios éticos[175].

Apesar desta posição, a OMS publicou, em 2014, o documento *Boas práticas de atenção ao parto e ao nascimento*, que classifica quatro categorias de práticas, das quais se pode concluir que algumas contribuem para a ocorrência da violência obstétrica, a saber:

1. Úteis e que devem ser estimuladas: existem várias práticas benéficas que merecem ser encorajadas, tais como a promoção da criação de planos de parto individuais que determinam o local preferido e os acompanhantes de parto; a realização de avaliações completas dos riscos da gravidez; e o respeito pelas decisões da futura mãe relativamente ao local de parto e aos acompanhantes de parto envolvidos, entre outros aspectos importantes. Essas práticas desempenham um papel fundamental na capacitação das mulheres e na garantia de uma experiência de parto positiva e personalizada;

2. Prejudiciais ou ineficazes e que devem ser eliminadas: exemplos de algumas práticas que devem ser abordadas com cautela incluem o uso rotineiro da tricotomia (raspagem dos pelos públicos), o exame retal e a administração de ocitocina antes do início do trabalho de parto. Além disso, a lavagem uterina de rotina após o parto é outro procedimento que requer uma análise cuidadosa. Essas práticas devem ser cuidadosamente avaliadas e utilizadas apenas quando clinicamente necessárias, uma vez que a sua utilização rotineira

---

[174] Parecer do Colégio da Especialidade de Ginecologia e Obstetrícia da Ordem dos Médicos sobre o Projeto de Lei 912.XIV PAN 2021. Disponível em: https://ordemdosmedicos.pt/wpcontent/uploads/2017/09/Parecer--Projeto-Lei-912XIV-2.pdf. Acesso em: 9 jan. 2024.

[175] *Ibid.*

pode nem sempre ser benéfica e pode potencialmente conduzir a resultados adversos para a mãe e para a criança;

3. Sem suficientes provas para apoiar uma recomendação clara: no momento do parto, certas práticas visam proteger o períneo e manejar a posição da cabeça do bebê. No entanto, a manipulação ativa do feto durante o parto e a administração rotineira de ocitocina ou a tração controlada do cordão umbilical devem ser abordadas com precaução. Essas práticas só devem ser utilizadas quando necessário e com base nas circunstâncias específicas de cada parto, uma vez que a sua utilização rotineira nem sempre é vantajosa e pode representar riscos para o bem-estar da mãe e do bebê. A avaliação cuidadosa e a consideração da situação individual são cruciais para determinar a adequação dessas intervenções;

4. Frequentemente utilizadas de modo inadequado: certas práticas durante o trabalho de parto e o parto devem ser abordadas com precaução para proteger o bem-estar da futura mãe. Essas práticas incluem a restrição da ingestão de água e alimentos durante o trabalho de parto, a concretização de exames vaginais repetidos ou frequentes, sobretudo quando efetuados por vários profissionais. Além disso, a correção da dinâmica do trabalho de parto com ocitocina, a rotina de transferência da parturiente para outro quarto no início do segundo estágio do trabalho de parto e o uso liberal e rotineiro da episiotomia devem ser cuidadosamente avaliados com base nas necessidades individuais e indicações médicas. Ademais, a exploração manual do útero após o parto só deve ser feita quando clinicamente necessária, e devem ser consideradas abordagens alternativas para minimizar os riscos e garantir os melhores resultados possíveis para a mãe e o bebê.

Há semelhanças com o que se passa em Portugal no Brasil: a questão da violência obstétrica persiste há muito tempo sem regulamentação ou criminalização adequadas. Embora o tema não tenha sido objeto de atenção generalizada, sua existência como preocupação premente é anterior à década de 1980. Os defensores da dignidade humana, em particular da dignidade das mulheres, têm manifestado as suas apreensões relativamente a essa questão há bastante tempo. Em particular, como salienta Carmen Diniz[176],

---

[176] DINIZ, C. S. G. Humanização da assistência ao parto no Brasil: os muitos sentidos de um movimento. *Ciência e Saúde Coletiva*, [S. l.], v. 10, n. 3, p. 627-637, 2005.

a violência obstétrica passou a ser objeto de consideração pelas políticas públicas já em 1980, com a implementação do Programa de Assistência Integral à Saúde da Mulher, conhecido como Paisam.

O Paisam foi uma iniciativa fundamental para a garantia do bem-estar da mulher. Foi concebido com o objetivo principal de proteger as mulheres de atos violentos, incluindo os associados à violência obstétrica. Essa iniciativa marcou um passo significativo no reconhecimento e na abordagem dos desafios enfrentados pelas mulheres durante o parto e da sua vulnerabilidade aos maus-tratos em contextos de cuidados de saúde.

No entanto, apesar desses esforços iniciais, a questão da violência obstétrica no Brasil continua a ser um problema complexo e persistente, exigindo atenção contínua, defesa e reformas legais e de saúde abrangentes para garantir a dignidade e a segurança das mulheres durante a gravidez e o parto.

A questão que deveria ter sido um ponto fulcral de proteção foi lamentavelmente negligenciada. Apesar da existência de várias iniciativas de combate à violência e de programas de formação destinados às mulheres vítimas de violência, houve uma clara omissão em relação a essa questão específica.

É interessante notar que os esforços para abordar essa questão remontam a várias décadas. Já em 1993, o Coletivo Feminista Sexualidade e Saúde, em colaboração com o Departamento de Medicina Preventiva da Universidade de São Paulo (USP), promoveu programas de capacitação sobre violência obstétrica, chegando a criar um manual conciso sobre o tema[177]. Esse contexto histórico evidencia que a questão está no discurso público há bastante tempo, mas as ações substantivas para corrigir o problema têm sido limitadas.

Apesar da omissão legislativa inicial na abordagem da questão da violência obstétrica, houve um desenvolvimento notável na forma da Lei Federal 11.108, promulgada em 7 de abril de 2005, comumente referida como a "Lei do Acompanhante". Essa legislação constitui um avanço na mitigação de um tipo específico de violência descrito na seção 5.2, nomeadamente a privação da presença de um acompanhante durante o trabalho de parto, o parto e o período pós-parto.

---

[177] *Ibid.*

A Lei do Acompanhante introduz um capítulo específico no âmbito da Lei 8.080, promulgada em 19 de setembro de 1990. Esse novo capítulo é apropriadamente intitulado "Do subsistema de acompanhamento no trabalho de parto, parto e pós-parto imediato". Essa medida legislativa constitui um marco significativo no reconhecimento da importância do apoio emocional e do acompanhamento das pessoas em processo de parto.

Ao garantir a presença de um acompanhante durante o trabalho de parto, o parto e o período pós-parto, a Lei do Acompanhante procura melhorar a experiência global do parto, dar prioridade ao bem-estar emocional da pessoa e reduzir os casos de violência obstétrica. Reflete a crescente consciencialização da necessidade de humanizar o processo de parto e de prestar apoio essencial às parturientes, contribuindo, em última análise, para a melhoria dos resultados em termos de saúde materna e infantil.

Ao tratar da necessidade imperiosa de apoio emocional durante o parto, a Lei do Acompanhante, especificamente em seu Art. 19-J, traz um dispositivo legal fundamental, que determina que os serviços de saúde que operam no âmbito do Sistema Único de Saúde (SUS), sejam eles pertencentes à rede pública de saúde, seja por ela contratados, devem facilitar e assegurar o direito da parturiente à presença de um (1) acompanhante durante todo o trabalho de parto, parto e pós-parto imediato.

Além disso, o n.º 1 desse artigo sublinha um princípio fundamental: a escolha do acompanhante cabe exclusivamente à parturiente. É importante salientar que o acompanhante escolhido não pode ser um membro do pessoal hospitalar, o que realça a importância de garantir a presença de uma pessoa de confiança que possa dar apoio emocional e amparar a parturiente.

Esse dispositivo legal, consagrado na legislação promulgada em 2005[178], representa um avanço significativo no sentido de reconhecer e respeitar a autonomia e o bem-estar emocional das parturientes no âmbito do sistema de saúde. Ressalta o papel relevante da escolha e do apoio emocional durante o processo de parto, contribuindo para uma experiência de parto mais humana e digna para as mulheres no Brasil.

No entanto, apesar de estar legalmente regulamentado, esse direito é constantemente violado na prática. Essa realidade preocupante vem à

---

[178] BRASIL. *Lei nº 11.108, de 7 de abril de 2005*. Altera a Lei nº 8.080, de 19 de setembro de 1990, para garantir às parturientes o direito à presença de acompanhante durante o trabalho de parto, parto e pós-parto imediato, no âmbito do Sistema Único de Saúde - SUS. Brasília: Presidência da República, 2005. Disponível em: https://www.planalto.gov.br/ccivil_03/_ato2004-2006/2005/lei/l11108.htm. Acesso em: 9 jan. 2024.

tona quando analisamos os resultados da Pesquisa Nacional sobre Parto e Nascimento no Brasil (2011-2012), que revela que impressionantes 24,5% das mulheres não tiveram nenhum acompanhante durante o parto. Além disso, apenas 18,8% tiveram acompanhamento contínuo, enquanto 56,7% tiveram apenas acompanhamento parcial durante o processo de parto.

Paralelamente, a pesquisa realizada pela Fundação Perseu Abramo, em 2010, ecoa a prevalência de violações dos direitos das mulheres durante o parto. Esse estudo revelou que uma em cada quatro mulheres tinha sofrido alguma forma de violência descrita na seção 5.2, que engloba vários tipos de maus-tratos, sendo os abusos físicos e verbais os mais identificáveis entre eles.

Essas estatísticas desanimadoras servem como um forte lembrete de que, apesar das salvaguardas legais, muitas mulheres no Brasil continuam a enfrentar desafios e violações de seus direitos durante o parto. A persistência de tais problemas ressalta a necessidade urgente de reformas abrangentes, maior conscientização e aplicação rigorosa da legislação existente para garantir a dignidade, a autonomia e o bem-estar das mulheres durante o processo de parto.

É importante ressaltar que, mesmo na ausência de uma norma legal específica e dedicada, a Constituição Federal do Brasil regula indiretamente a violência obstétrica, alinhando-se a alguns tratados internacionais dos quais o país é signatário. Esses dispositivos constitucionais podem ser encontrados na Constituição de 1988, especialmente nos Art. 5º, II, X, XXXII; Art. 196; Art. 197; e Art. 226.

O princípio basilar da legalidade deve ser escrupulosamente respeitado, impedindo a supressão arbitrária dos direitos adquiridos pelos indivíduos por meio da lei. Essa proibição estende-se à proteção dos indivíduos contra tratamentos degradantes ou desumanos e contra a violação da sua vida privada, direitos fundamentais consagrados na Constituição.

O Pacto de São José da Costa Rica tem um papel importante na garantia indireta da prevenção da violência obstétrica por meio de vários de seus artigos. Entre eles estão os Arts. 7, 12 e 17, que tratam de aspectos fundamentais como a liberdade pessoal, a liberdade de consciência e a proteção da família. Além disso, a Constituição federal do Brasil, em harmonia com esses princípios, contribui para a proteção contra a violência obstétrica.

Por outro lado, a Convenção Interamericana para Prevenir, Punir e Erradicar a Violência contra a Mulher, em seus 25 artigos, estabelece um marco robusto para o enfrentamento da violência de gênero, incluindo a violência obstétrica. Essa Convenção não só define o conceito de violência contra as mulheres, como também destaca as potenciais consequências da violação dos seus princípios. Especificamente, sublinha a obrigação de prevenir e retificar quaisquer atos que impeçam ou prejudiquem o pleno exercício dos direitos civis, políticos, econômicos, sociais e culturais das mulheres.

Além desses dispositivos de âmbito nacional, que têm aplicação indireta e ampla em todo o país, há também normas estaduais que tratam de questões específicas relacionadas à violência obstétrica. No estado de São Paulo, por exemplo, há leis infraconstitucionais que regulam essas situações. Um exemplo é a Lei de Diadema, especificamente a Lei 3.363, promulgada em 1º de outubro de 2013. Essa lei trata de assuntos relacionados à gravidez e tem um papel fundamental na conscientização e proteção contra a violência obstétrica, principalmente no município de Diadema.

A Lei de Diadema é fundamental em seu objetivo, que é implementar medidas que visem informar as gestantes e parturientes sobre a política nacional de atenção obstétrica e neonatal. Seu objetivo principal é garantir a proteção das gestantes e parturientes contra a violência obstétrica no âmbito desse município[179].

Ao promulgar essa legislação em nível estadual, regiões como São Paulo tomam medidas proativas para enfrentar e combater a violência obstétrica, reconhecendo a importância tanto da informação quanto da proteção legal para garantir o bem-estar e os direitos das gestantes. Essas leis regionais complementam os esforços nacionais e internacionais na promoção de práticas de saúde respeitosas e dignas durante o parto, contribuindo assim para a missão mais ampla de erradicar a violência obstétrica.

A violência no contexto da obstetrícia pode, então, assumir diversas formas, englobando aspectos físicos, psicológicos, sexuais, institucionais e materiais, sendo fundamental enfrentar e prevenir todas as formas de violência obstétrica para salvaguardar os direitos e o bem-estar das mulheres

---

[179] DIADEMA. Lei municipal nº 3.363, de 1º de outubro de 2013. Dispõe sobre a implantação de medidas de informação à gestante e parturiente sobre a Política Nacional de Atenção Obstétrica e Neonatal, visando, principalmente, a proteção destas contra a violência obstétrica no Município de Diadema. Diadema: Prefeitura Municipal, 2013. Disponível em: https://www.cmdiadema.sp.gov.br/legislacao/leis_integra.php?chave=336313. Acesso em: 9 jan. 2024.

durante o seu percurso reprodutivo[180]. Sobre essas formas, falaremos com mais pormenor em seguida.

3.3 MODALIDADES DE "VIOLÊNCIA OBSTÉTRICA"

Neste livro já foram referidas algumas situações que podem se configurar como violência obstétrica, no entanto, esta pode ser categorizada em diferentes modalidades, as quais vamos passar a apresentar.

3.3.1 VIOLÊNCIA DE CARÁTER PSICOLÓGICO

Quando se trata de comportamentos que constituem violência de caráter psicológico no âmbito obstétrico, há várias ações angustiantes que podem ser mencionadas. Por exemplo, uma forma de dano é submeter alguém a humilhações, o que pode afetar profundamente o seu bem-estar emocional. Outra prática alarmante é pressionar uma mulher grávida fazendo ameaças como forma de coagi-la a concordar com determinados procedimentos ou práticas, causando um sofrimento emocional significativo[181].

O tratamento discriminatório das mulheres grávidas é outro aspecto preocupante da violência psicológica, pois pode levar a sentimentos de inadequação e a perturbações emocionais. A prestação de cuidados não empáticos, desprovidos de compreensão e compaixão, pode exacerbar a carga psicológica sentida pela mulher grávida durante esse período vulnerável[182].

A falta de respeito para com as grávidas pode ser profundamente ofensiva, minando a sua autoestima e criando uma atmosfera de abuso emocional. Os comentários inapropriados feitos pelos cuidadores também podem contribuir para a violência psicológica, infligindo danos emocionais que perduram por muito tempo após os comentários terem sido feitos[183]. Além disso, ignorar os pedidos e as necessidades expressos pela mãe durante a gravidez pode ser uma experiência emocionalmente prejudicial. O senti-

---

[180] ANDRADE, K. C. O. M. Violência obstétrica e os direitos de personalidade da mulher. *Revista de Direito CAAP*, Ouro Preto, v. 1, n. 1, p. 110-231, set. 2021.
[181] GRUPO DE INFORMACIÓN EN REPRODUCCIÓN ELEGIDA (GIRE). *Niñas y mujeres sin justicia*: derechos reproductivos en México. México, D.F.: Radar 4º; Gire, 2015. p. 124.
[182] *Ibid.*, p. 124.
[183] *Ibid.*, p. 124.

mento de ser invalidada e de não ser ouvida pode intensificar a ansiedade e a angústia, afetando o bem-estar geral da mãe e do seu filho por nascer[184].

Igualmente preocupante é a omissão de informações essenciais sobre o processo de nascimento, pois isso pode fazer com que as futuras mães se sintam desinformadas e impotentes. O fato de serem mantidas na ignorância sobre aspectos cruciais da sua própria experiência de parto pode levar a sentimentos de ansiedade, medo e perda de controle[185].

Em suma, em sua essência, a violência psicológica inclui quaisquer ações que tenham o potencial de desestabilizar emocionalmente uma futura mãe que já se encontra num estado vulnerável devido às suas circunstâncias[186].

No Código Penal português, o Art. 153 trata do crime de ameaça. O principal interesse jurídico salvaguardado por essa disposição é a liberdade de escolha e de ação. Para ser considerada uma ameaça nos termos da lei, a ação deve incutir um sentimento de insegurança, desconforto ou medo na pessoa ameaçada, colocando em causa a sua liberdade e o seu descanso. A ameaça deve também implicar a ocorrência de um dano futuro, e a realização desse dano deve estar dependente das intenções do agressor[187].

Concretamente, e para que se configure violência obstétrica do foro psicológico, a comunicação feita pelo médico ou por outro profissional de saúde à futura mãe deve suscitar sentimentos de angústia ou de incerteza, levando-a, em última análise, a dar o seu consentimento a um procedimento para o qual não estava inicialmente preparada[188].

3.3.2 VIOLÊNCIA DE CARÁTER FÍSICO

Quaisquer ações que causem dor ou danos físicos à futura mãe ou ao feto, bem como intervenções médicas que ignorem injustificadamente o processo biológico natural da mãe, podem ser classificadas como violência física[189]. Os casos de violência física obstétrica podem ser identificados como certas práticas que se tornaram institucionalizadas nos círculos médicos, apesar da falta de provas científicas que sustentem a sua eficácia.

---

[184] *Ibid.*, p. 124.
[185] *Ibid.*, p. 124.
[186] SIMÕES, *op. cit.*, p. 1-37.
[187] FIGUEIREDO DIAS, J. *Direito penal*: parte geral. Coimbra, Coimbra Editora, 2007. t. 1, p. 552.
[188] SIMÕES, *op. cit.*, p. 14.
[189] SIMÕES, *op. cit.*, p. 13.

As práticas que se enquadram na violência obstétrica física incluem o jejum forçado, o isolamento, a proibição da presença de uma pessoa de apoio, a imposição de restrições à liberdade de movimentos da parturiente, a contenção física da parturiente na maca, o uso não autorizado de métodos farmacológicos, a indução do trabalho de parto sem necessidade ou consentimento, realizar episiotomia sem necessidade ou consentimento, executar a manobra de Kristeller, praticar agressões físicas, submeter a parturiente a tricotomia (raspagem dos pelos púbicos), administrar ocitocina sem justificação adequada, realizar cesariana sem indicação clínica (por razões não médicas) e negar, deliberadamente ou por negligência, o alívio da dor à parturiente[190].

Falemos das práticas físicas mais comuns associadas à violência física obstétrica, como a manobra de Kristeller, a episiotomia e as cesarianas desnecessárias.

De acordo com a OMS, a manobra de Kristeller é considerada uma prática a evitar durante o parto devido a potenciais complicações para a futura mãe. Essa manobra consiste em uma pessoa exercer pressão sobre a barriga da parturiente, seja subindo nela, seja usando um ou mais braços/braços ou joelho(s) para aplicar força. Apesar da sua prevalência nas maternidades portuguesas, essa prática não tem benefícios comprovados e deve ser evitada para garantir o bem-estar da parturiente[191].

Embora a prática durante o parto tenha sido utilizada durante muitos anos, investigações recentes lançaram luz sobre as potenciais complicações associadas a essa manobra. Numerosos estudos destacaram os riscos e os resultados adversos que podem advir da sua utilização. Além disso, há relatos alarmantes que indicam que essa manobra é, por vezes, executada com força indevida, resultando em indivíduos que colocam todo o seu peso corporal no abdome da mulher ou exercem pressão sobre o seu útero usando as mãos, os braços, os antebraços ou mesmo os joelhos[192].

Por último, é amplamente reconhecido que a manobra de Kristeller durante o parto não só é prejudicial para a saúde física da mulher, como também se revela largamente ineficaz para alcançar os resultados desejados. A prática desse procedimento não só sujeita a mulher a uma dor conside-

---

[190] Art. 5º da Lei Argentina (Lei 26.485); Art. 15 e 42 da *Ley Orgánica sobre el Derecho de las Mujeres a una Vida Libre de Violencia*, de 19 de março de 2007.
[191] SIMÕES, op. cit., p. 13.
[192] CIELLO, C. et al. Violência obstétrica *"Parirás com dor"*. Dossiê elaborado pela Rede Parto do Princípio para a CPMI da Violência Contra as Mulheres. [S. l.: s. n.], 2012.

rável, senão deixa um trauma duradouro que pode persistir muito tempo após a experiência do parto[193].

Esse reconhecimento da natureza prejudicial e ineficaz dessa prática sublinha a necessidade imperativa de os profissionais de saúde reconsiderarem a sua utilização. Ainda, a importância de dar prioridade a abordagens ao parto baseadas em evidências e centradas na paciente, assegurando que as mulheres recebam cuidados que não são apenas fisicamente seguros, mas também psicologicamente de apoio e respeitosos. Essa perspectiva holística alinha-se com o objetivo mais amplo de promover experiências de parto positivas e sem traumas para todos os indivíduos envolvidos.

Outra prática altamente negativa para a mulher é a episiotomia. A episiotomia, um procedimento cirúrgico habitualmente utilizado durante o parto, consiste em fazer uma incisão no períneo, a zona entre a abertura vaginal e o ânus. É normalmente realizado com o objetivo de alargar o canal de parto quando o bebê está nascendo. No entanto, é importante notar que as episiotomias são frequentemente efetuadas sem o consentimento esclarecido da mulher. O procedimento consiste na realização de uma incisão inicial com um bisturi, seguida da ampliação da incisão com uma tesoura cirúrgica[194].

A prática da episiotomia suscita preocupações significativas no que respeita à ética médica e aos direitos das parturientes. A prática da episiotomia, apesar da prevalência histórica, é atualmente amplamente questionada e não é considerada um procedimento verdadeiramente necessário.

A Organização Mundial de Saúde desempenhou um papel importante na reformulação da abordagem da episiotomia. Em 1996, a OMS estabeleceu uma taxa de referência, recomendando que a episiotomia fosse efetuada em não mais de 10% dos partos normais hospitalares[195].

As repercussões da episiotomia podem abranger um amplo espectro de resultados adversos, que vão desde um leve desconforto até consequências graves e duradouras. Essas consequências podem incluir dor, perda de sensibilidade na área afetada e o potencial para implicações duradouras que podem persistir durante semanas, anos ou mesmo permanentemente[196].

---

[193] REIS, L.; PEPE, V.; CAETANO, R. Maternidade segura no Brasil: o longo percurso para a efetivação de um direito. *Physis*: Revista de Saúde Coletiva, Rio de Janeiro, v. 21, n. 3, p. 1139-1159, 2011.

[194] VALARINI, A. Episiotomia: a mutilação genital brasileira. *Adele Doula*, [S. l.], jan. 2013.

[195] ORGANIZAÇÃO MUNDIAL DA SAÚDE (OMS). *Maternidade segura*. Assistência ao parto normal: um guia prático. Genebra: OMS, 1996.

[196] VALARINI, *op. cit.*

O reconhecimento dos potenciais danos associados à episiotomia levou os peritos na matéria a manifestar preocupações significativas. Mardsen Wagner, antigo diretor do Departamento de Saúde Materna e Infantil da Organização Mundial de Saúde, caracterizou o uso excessivo de episiotomias como uma forma de mutilação genital infligida às mulheres. Essa forte declaração sublinha as graves consequências desse procedimento, incluindo não só a dor física, mas também a perda de sensibilidade e a disfunção sexual em longo prazo para as mulheres que a ele são submetidas. Para além disso, as episiotomias podem aumentar o risco de hemorragia pós-parto, somando-se à lista de potenciais complicações que podem surgir do seu uso rotineiro.

Para além do trauma físico infligido pelas episiotomias, existe outra prática profundamente preocupante frequentemente associada a esse procedimento, conhecida como o "ponto do marido". Esse termo refere-se ao fenômeno perturbador em que, durante a sutura da incisão da episiotomia, alguns profissionais médicos acrescentam um ponto extra com a intenção de apertar a abertura vaginal. Isso é feito supostamente para aumentar o prazer masculino durante a relação sexual e para "preservar" uma determinada percepção de aperto vaginal[197].

A inclusão do chamado "ponto do marido" suscita preocupações éticas e médicas significativas. Representa uma clara violação da autonomia corporal e do consentimento da mulher, uma vez que é efetuada sem o seu conhecimento ou consentimento. Além disso, perpetua estereótipos de gênero prejudiciais e sublinha a importância de cuidados respeitosos e centrados na paciente durante o parto.

Os prestadores de cuidados de saúde devem dar prioridade a uma comunicação aberta, ao consentimento esclarecido e a práticas éticas, assegurando que quaisquer intervenções médicas efetuadas durante o parto estejam de acordo com as preferências e o bem-estar da mulher. O uso do "ponto do marido" destaca a necessidade urgente de uma reforma abrangente nos cuidados de maternidade para dar prioridade a dignidade, autonomia e direitos das mulheres durante o parto.

Por fim, as cesarianas desnecessárias também são consideradas uma forma de violência física. Embora a cesariana seja, de fato, um método de parto válido, é importante reconhecer que a sua realização é, por vezes, motivada por razões que dão prioridade à conveniência da equipe médica

---

[197] CIELLO et al., op. cit.

e não ao bem-estar da parturiente. Essa preferência pela cesariana resulta muitas vezes da percepção de que se trata de um método mais rápido e economicamente vantajoso para os profissionais de saúde.

No entanto, é fundamental reconhecer que a opção por uma cesariana implica maiores riscos, não só para a mãe, mas também para o recém-nascido. Estudos e provas médicas têm demonstrado consistentemente que os bebês nascidos por cesariana são mais suscetíveis a infecções e hemorragias. Esses resultados adversos estão bem documentados, e as evidências indicam inequivocamente que as taxas de mortalidade materna associadas à cesariana podem ser até sete vezes maiores do que as do parto normal[198].

Essa grande disparidade de riscos entre cesarianas e partos vaginais ressalta a necessidade crítica de uma abordagem do parto baseada em evidências. As decisões relativas ao modo de parto devem dar prioridade à saúde e à segurança da mãe e do bebê, orientadas por critérios médicos e clínicos sólidos, e não influenciadas por considerações econômicas ou de conveniência para a equipe médica. Essa mudança de perspectiva é essencial para reduzir as cesarianas desnecessárias e garantir experiências de parto seguras e saudáveis para todos.

Os inúmeros mitos que rodeiam as vantagens das cesarianas contribuíram para que as mulheres preferissem esse método de parto. Vários fatores estão na base dessa preferência:

1. Medo da dor: muitas mulheres manifestam apreensão em relação à dor associada ao parto natural, o que as leva a optar por uma cesariana como alternativa;

2. Conceitos errados sobre o parto vaginal: tanto as mulheres como os prestadores de cuidados de saúde têm, por vezes, a ideia errada de que o parto vaginal pode levar à flacidez dos músculos vaginais e afetar negativamente a satisfação sexual;

3. Percepção de segurança: algumas pessoas acreditam que a cesariana é uma opção mais segura para o bebê, apesar de as provas sugerirem o contrário;

4. Conveniência e eficiência de tempo: as cesarianas podem ser marcadas com antecedência, o que as torna uma opção conveniente

---

[198] BRASIL. Agência Nacional de Saúde Complementar. 2008.

tanto para as mulheres como para os médicos. Poupa tempo aos profissionais de saúde;

5. Falta de qualificação dos profissionais: em alguns casos, os profissionais de saúde podem não possuir formação ou qualificações adequadas para gerir eficazmente o parto natural;

6. Educação pré-natal inadequada: os cuidados pré-natais que não preparam adequadamente as mulheres para os desafios e processos do parto natural podem levá-las a optar por cesarianas[199].

Considerando esses fatores referidos, associados à informação limitada de que muitas vezes dispõem tanto as mulheres como os profissionais de saúde, as mulheres ficam vulneráveis às recomendações de cesarianas desnecessárias. Essa vulnerabilidade pode resultar em complicações tanto para a mãe como para o bebê. Consequentemente, é imperativo que os prestadores de cuidados de saúde assumam a responsabilidade de informar adequadamente as mulheres sobre os potenciais riscos associados à opção por uma cesariana, tal como previsto no Código de Ética Médica (CME).

Abordar esses mitos e equívocos é fundamental para promover a tomada de decisões esclarecidas em relação ao parto. As mulheres devem receber educação e aconselhamento pré-natal abrangentes para compreenderem os verdadeiros benefícios e riscos associados aos diferentes modos de parto, permitindo-lhes fazer escolhas que deem prioridade ao seu bem-estar e ao dos seus recém-nascidos. Além disso, melhorar as qualificações e a formação dos prestadores de cuidados de saúde na gestão do parto normal é essencial para garantir que todas as parturientes recebam os melhores cuidados possíveis, independentemente do método de parto escolhido.

Os profissionais de saúde desempenham um papel fundamental para garantir que as futuras mães tomem decisões esclarecidas sobre o seu modo de parto. Isso inclui a discussão dos riscos e benefícios tanto das cesarianas quanto dos partos vaginais, bem como das potenciais consequências de intervenções cirúrgicas desnecessárias. Essas conversas permitem que as mulheres participem ativamente no processo de tomada de decisão, deem

---

[199] MAIA, M. B. *Humanização do parto*: política pública, comportamento organizacional e ethos profissional. Rio de Janeiro: Fiocruz, 2008.

prioridade ao seu bem-estar e façam escolhas que estejam de acordo com suas preferências e seus valores[200].

A violência física perpetrada contra a futura mãe pode, em certos casos, ser considerada como uma ofensa à integridade física da paciente (Art. 143 e seguintes do Código Penal). Consequentemente, a paciente pode pedir proteção ao abrigo dessa disposição. Se o comportamento violento se basear no gênero, só é abrangido pelo Art. 35 da Convenção de Istambul[201]. Por conseguinte, se o ato violento não causar danos físicos à futura mãe, não será classificado como conduta ilegal ao amparo do Código Penal.

3.3.3 VIOLÊNCIA DE CARÁTER SEXUAL

A violência sexual manifesta-se por meio de ações que atentam contra os direitos sexuais e reprodutivos das mulheres, violando a sua intimidade sexual e/ou reprodutiva e a sua integridade física.

São exemplos dessa violência a realização de episiotomia de rotina sem necessidade, a realização repetida de exames pélvicos invasivos e/ou agressivos, a realização de cesarianas sem consentimento esclarecido e/ou sem necessidade médica, a realização de deslocamento de membranas sem consentimento esclarecido, a imposição da posição supina para o parto e o exame repetido dos mamilos sem explicação e/ou consentimento[202].

No âmbito da violência sexual no âmbito obstétrico, é importante falar na episiotomia. A prática da episiotomia tem sido comparada a uma forma moderna de mutilação genital feminina. Envolve a realização de uma incisão cirúrgica na zona da vulva e do períneo, procedimento considerado uma lesão de grau 2, que pode representar riscos significativos para as mulheres, afetando os músculos, os vasos sanguíneos e os tendões[203]. De fato, pode resultar em graves perigos para a saúde da mulher, incluindo infecções, hematomas, abcessos, lesão do nervo pudendo e, em casos extremos, até a morte. Além disso, pode levar a consequências e danos sexuais, tais

---

[200] CIELLO et al., op. cit.
[201] Art. 35, "Violência física As Partes tomarão as medidas legislativas ou outras necessárias para assegurar a criminalização da conduta intencional de cometer atos de violência física contra outra pessoa".
[202] SIMÕES, op. cit., p. 15.
[203] NAZÁRIO, L.; HAMMARSTRON, F. F. B. Os direitos da parturiente nos casos de violência obstétrica. In: SEMINÁRIO INTERNACIONAL DE EDUCAÇÃO NO MERCOSUL, 17., Unicruz, 2015. Anais [...]. [S. l.]: Unicruz, [2015?]. Não paginada.

como relações sexuais dolorosas, incontinência urinária e fecal, e outros problemas relacionados[204].

Acredita-se que a principal razão para a realização de episiotomias é a prevenção de lacerações perineais graves. No entanto, vários estudos contradizem essa afirmação[205]. Num estudo, foi feita uma comparação entre um grupo de mulheres submetidas a parto natural com lacerações espontâneas e outro grupo que recebeu episiotomias. Os resultados revelaram uma incidência significativamente mais elevada de infecções no grupo da episiotomia (10%, em comparação com 2% no grupo sem episiotomia). Além disso, verificou-se que as episiotomias eram frequentemente efetuadas sem indicação médica ou consentimento esclarecido adequado, o que os tornava procedimentos desnecessários[206].

A episiotomia engloba várias modalidades de violência obstétrica, incluindo aspectos físicos, sexuais e psicológicos. A OMS refere que a episiotomia não deve ser utilizada rotineiramente, e a sua taxa de prática deve estar por volta de 10% a 15%. No entanto, em Portugal, a taxa é de 73%, o que indica que a episiotomia é uma prática rotineira nos hospitais portugueses[207].

Uma questão já abordada aqui e muito polêmica nessa área é o chamado "ponto do marido", um procedimento associado à episiotomia. O objetivo desse procedimento é tornar a vagina da mulher mais estreita do que era antes do parto, alegando-se que assim se pode prevenir a disfunção sexual feminina e aumentar o prazer sexual masculino[208].

No entanto, algumas mulheres relatam sentir dor durante a relação sexual após esse procedimento e outras desenvolvem infecções. É essencial abordar essas preocupações e assegurar que todas as intervenções médicas sejam realizadas com base na necessidade clínica e em informações adequadas, respeitando a autonomia e o bem-estar da mulher em todas as decisões relacionadas com o seu corpo e saúde[209].

---

[204] *Ibid.*
[205] BORGES, B. B.; SERRANO, F.; PEREIRA, F. Episiotomia: uso generalizado vs selectivo. *Acta Médica Portuguesa*, [S. l.], n. 16, p. 447-454, 2003.
[206] *Ibid.*
[207] SIMÕES, *op. cit.*, p. 15.
[208] CIELLO *et al.*, *op. cit.*
[209] *Ibid.*

3.3.4 VIOLÊNCIA DE CARÁTER INSTITUCIONAL

Quando se fala em violência obstétrica de caráter institucional, fala-se na ocorrência de condutas no âmbito de instituições públicas e privadas de saúde, instituições essas que são responsáveis pela garantia dos cumprimentos de normas e do respeito pelos direitos dos cidadãos. No entanto, em vez disso, algumas delas promovem práticas que dificultam ou impedem o acesso das mulheres aos seus direitos[210]. Essa forma de violência é mais frequente nas instituições públicas do que nas privadas, sobretudo porque a taxa de cesarianas nos hospitais privados é consideravelmente mais elevada do que nos hospitais públicos.

Os casos de violência obstétrica institucional abrangem diversas práticas, como impedir o acesso aos serviços de saúde, dificultar o aleitamento materno, omitir ou violar os direitos das mulheres durante a gravidez, o parto e o pós-parto. Além disso, envolve a fiscalização inadequada por parte das agências reguladoras e demais órgãos competentes, a implementação de protocolos institucionais que contrariam normas e direitos vigentes, a falta de informação à gestante e a ausência de assistência adequada durante o parto[211].

É importante reconhecer que as ações que podem ser consideradas violência institucional podem também estar associadas a outras formas de violência, como a violência física, psicológica ou sexual. A distinção entre esses tipos de violência depende do ponto de vista que se tem sobre o evento danoso. Por exemplo, do ponto de vista das responsabilidades que as instituições de saúde devem assumir, um ato pode ser classificado como violência institucional. Simultaneamente, do ponto de vista dos direitos sexuais da futura mãe, o mesmo ato pode ser classificado como violência sexual.

3.3.5 VIOLÊNCIA DE CARÁTER MATERIAL

Outra forma de violência obstétrica é a de natureza material, que envolve ações ou omissões especificamente destinadas a extrair ganhos financeiros das mulheres durante o período de gravidez e pós-parto, infringindo assim seus direitos protegidos por lei[212].

---
[210] SIMÕES, *op. cit.*, p. 16.
[211] *Ibid.*, p. 16.
[212] ANDRADE, *op. cit.*

Por exemplo, um exemplo típico dessa violência obstétrica material é quando um médico ligado a um plano de saúde exige pagamentos adicionais diretamente da gestante pelos serviços de saúde prestados. Tais práticas não só exploram a situação de vulnerabilidade das gestantes, como também violam os direitos e proteções previstos em lei[213].

3.3.6 VIOLÊNCIA DE CARÁTER MIDIÁTICO

Por fim, existe ainda a violência de caráter midiático. Essa forma de violência distingue-se pela conduta dos profissionais de saúde valendo-se de meios de comunicação social, em que os conteúdos apresentados violam o processo reprodutivo natural das mulheres ou as colocam em situações de constrangimento, tudo com o objetivo de obter ganhos econômicos ou de afirmar poder e domínio[214].

Por exemplo, quando os profissionais de saúde menosprezam o conceito de parto natural usando os meios de comunicação social, podem minar a confiança e a autonomia das futuras mães na tomada de decisões esclarecidas sobre as suas experiências de parto. Essa depreciação pode criar uma narrativa que retrata o parto natural como inferior ou arriscado, influenciando as mulheres a optar desnecessariamente por intervenções médicas, o que pode servir os interesses econômicos de certos prestadores de cuidados de saúde.

Para além de pôr em causa o processo reprodutivo natural, essas ações dos profissionais de saúde nos meios de comunicação social podem contribuir para perpetuar uma cultura de medo e controle sobre o corpo das mulheres durante a gravidez e o parto. Isso pode levar a uma redução das escolhas disponíveis para as futuras mães, limitando a sua capacidade de tomar decisões que estejam de acordo com suas preferências e seus valores[215].

3.4 A VIOLÊNCIA OBSTÉTRICA ENQUANTO FORMA DE "VIOLÊNCIA DE GÊNERO"

A abordagem da desigualdade de gênero é necessária para combater eficazmente a sua presença generalizada em vários aspectos da sociedade, incluindo as oportunidades de emprego, a educação e a participação política.

---
[213] *Ibid.*
[214] *Ibid.*
[215] *Ibid.*

Numa sociedade patriarcal, influenciada por papéis tradicionais de gênero, as mulheres sofrem frequentemente discriminação durante a gravidez, uma vez que a prevalência do machismo perpetua essas injustiças desde o início e ao longo do período pós-gravidez[216]. É imperativo reconhecer e aumentar a consciencialização sobre essas questões para promover uma sociedade mais equitativa e inclusiva.

Segundo Michelle Sadler *et al.*, antropóloga e especialista em violência obstétrica, a questão gira em torno da subordinação dos respectivos corpos das mulheres a contextos de cuidados de saúde dominados pelos homens. Essa transgressão assume a forma de um problema de gênero, uma vez que ocorre num ambiente predominantemente controlado por homens[217]. É importante destacar que o objetivo central do conceito de violência baseada no gênero é realçar os desequilíbrios na dinâmica do poder e na acessibilidade aos recursos entre homens e mulheres. Essa disparidade coloca as mulheres num risco elevado de sofrerem formas específicas de violência[218].

Flávia Piovesan define violência de gênero como sendo a violência que engloba todos os atos que que visam especificamente uma mulher devido ao seu gênero ou que têm um impacto desproporcional sobre as mulheres, decorrendo de desequilíbrios históricos profundamente enraizados e da assimetria nas relações de poder entre homens e mulheres[219].

Consequentemente, torna-se relevante elucidar as noções de gênero e as suas várias dimensões, facilitando a análise da violência obstétrica numa perspectiva baseada no gênero. Ao compreender a noção de gênero, é possível analisar melhor os fatores subjacentes que contribuem para os casos de violência obstétrica.

É essencial analisar a questão do gênero como sendo um aspecto fundamental das interações sociais, derivado de distinções observáveis entre os dois sexos. Consequentemente, serve como meio de simbolizar as dinâmicas de poder, em que o domínio masculino está enraizado e é

---

[216] BARROS, M. M. *A violência obstétrica como violência de gênero*. 2023. Artigo científico (Graduação em Direito) – Universidade São Judas Tadeu, São Paulo, 2023.

[217] SADLER, M. *et al.* Moving beyond disrespect and abuse: addressing the structural dimensions of obstetric violence. *Reproductive Health Matters*, v. 24, n. 47, p. 64-72, 2016.

[218] HEIDARI, S.; MORENO, C. G. Violência de gênero: um obstáculo para a saúde e os direitos sexuais e reprodutivos. *Reproductive Health Matters*, Londres, v. 11, n. 10, p. 12, dez. 2017.

[219] PIOVESAN, F. A luta das mulheres pelo direito a uma vida sem violência. *Revista Jurídica Consulex*, Brasília, v. 18, n. 426, p. 30, out. 2014.

dado como certo[220]. Guacira Louro apoia essa perspectiva afirmando que o gênero não deve ser confundido com o sexo. Essencialmente, o sexo diz respeito à identidade biológica de uma pessoa, ao passo que o gênero está intrinsecamente ligado à construção social das subjetividades masculina e feminina[221].

Apesar das várias noções de gênero que coexistem, é fundamental reconhecer que a compreensão da violência contra as mulheres assenta-se na desigualdade de gênero baseados em mitos e estereótipos. Essa disparidade coloca desafios significativos à saúde sexual e reprodutiva e aos direitos das mulheres afetadas.

De acordo com Carlos Vacaflor[222], os estereótipos de gênero tornam-se problemáticos quando são utilizados para ignorar as preferências ou capacidades de um indivíduo, levando à negação dos seus Direitos Humanos e ao reforço das hierarquias de gênero. Esses estereótipos afetam particularmente as mulheres, ao minarem as suas capacidades de decisão quando lidam com informação médica. O autor afirma que os estereótipos de gênero relativos às mulheres grávidas perpetuam a percepção social das mulheres principalmente como mães, o que implica a sua alegada incapacidade de tomar decisões. Esses estereótipos ainda solidificam os papéis sociais prescritos, o que, consequentemente, retira das mulheres a sua autonomia de decisão e impede a sua capacidade de expressar as suas perspectivas sobre o parto e a maternidade[223].

As mulheres são persistentemente vistas como indivíduos sem poder de decisão em situações em que ocupam uma posição subordinada em relação aos médicos e numa sociedade em que a capacidade de conceber é historicamente explorada para justificar a negação de direitos[224]. Além disso, as mulheres são frequentemente vistas como meros instrumentos para o parto, em vez de serem reconhecidas como indivíduos autônomos

---

[220] SCOTT, J. Gênero: uma categoria útil de analise histórica. *Educação e Realidade*, Porto Alegre, v. 16, n. 2, p. 5- 22, jul./dez. 1990.

[221] LOURO, G. Nas redes do conceito de gênero. *In*: LOPES, M. J. M.; MEYER, D. E.; WALDOW, V. R. *Gênero e saúde*. Porto Alegre: Artes Médicas, 1996. p. 7-18. p. 9.

[222] VACAFLOR, C. H. Violência obstétrica: uma nova abordagem para identificar obstáculos ao acesso à saúde materna na Argentina. *Reproductive Health Matters*, Londres, ano 11, n. 10, p. 44-52, dez. 2017.

[223] *Ibid.*

[224] *Ibid.*

com o seu próprio valor intrínseco. Em vez disso, deveriam ser reconhecidas como fins em si mesmos[225]. Nesse sentido, Silvia Silva refere que[226]:

> A violência obstétrica é marcada pela apropriação do corpo feminino e dos processos reprodutivos pelas instituições e pelos agentes de saúde, que ocorre na institucionalização do parto, por meio de sua medicalização e do intervencionismo excessivo, com sua consequente patologização, retirando a autonomia da mulher, reduzindo-a a um mero corpo reprodutor e transformando esse processo em uma verdadeira linha de produção.

Assim, pode-se afirmar que a violência obstétrica está interligada com a violência de gênero, uma vez que visa especificamente as mulheres devido à sua capacidade de engravidar. Além disso, essa questão permeia vários contextos sociais em que as mulheres se encontram confinadas a papéis submissos. No entanto, a violência obstétrica continua a ser um aspecto menos conhecido e profundamente angustiante da violência baseada no gênero. Tradicionalmente relegada às margens dos debates relacionados com a saúde, tem repercussões profundas no bem-estar físico e mental das mulheres, exercendo uma influência extremamente significativa[227].

É, no entanto, evidente que a violência sofrida pelas mulheres não é apenas perpetrada pelos homens, mas decorre também da estrutura social mais abrangente que produz indivíduos privilegiados, frequentemente homens, à custa de outros que não possuem esses privilégios. Algumas mulheres, influenciadas pelo sistema patriarcal, reforçam involuntariamente a ordem vigente e a inclinação sexista dominante, beneficiando-se do sistema de privilégios existente[228].

Ao longo da história, a dor sentida durante o parto tem sido constantemente atribuída a um aspecto inerente à maternidade, muitas vezes vista como um decreto divino ou uma consequência inerente à experiência feminina, tendo as suas raízes nos relatos bíblicos, como é evidente na crença popular em torno do calvário feminino durante o parto, retratado no Gênesis[229]. De acordo com a narrativa, quando Eva cometeu o pecado

---

[225] Ibid.
[226] SILVA, S. E. Violência obstétrica como violência de gênero: uma análise sob o prisma dos direitos humanos. In: COLÓQUIO MULHER E SOCIEDADE, 6., 23 a 24 de abril de 2019. [S. l: s. n.], 2019. p. 1-11.
[227] Ibid.
[228] Ibid.
[229] Ibid.

original, a humanidade foi condenada e, como consequência, Deus decretou que as mulheres sentiriam dor durante o parto: "e tu, mulher, darás à luz os teus filhos com dor". Essa representação bíblica parece condenar as mulheres a sofrerem dores de parto em resultado do seu comportamento, associando-a assim à queda da graça divina vivida pela humanidade[230].

Nessa visão antiquada, os maus-tratos sofridos durante o parto dificilmente são reconhecidos como um ato de violência, apesar de constituírem uma grave violação dos Direitos Humanos das mulheres. Esses maus-tratos afetam negativamente os seus direitos sexuais e reprodutivos, põem em causa o seu direito à saúde e atentam contra a dignidade da pessoa humana.

As normas obstétricas prevalecentes, em que as mulheres sofrem violência enquanto os homens exercem autoridade, exigem um exame crítico. Essa situação parece contraditória, uma vez que as mulheres são as próprias criadoras da vida. É inconcebível relegá-las a um estatuto de segunda classe, apesar de serem as protagonistas naturais do processo[231]. Transformar esse paradigma é imperativo, sendo necessário ultrapassar um principal desafio na abordagem da violência obstétrica como uma forma distinta de violência baseada no gênero que reside na identificação exata dos atos específicos que se qualificam como abuso e desrespeito, por oposição a ações ligadas a cuidados de saúde de baixa qualidade no âmbito de sistemas de saúde inadequados[232].

3.5 MECANISMOS DE ELIMINAÇÃO DA VIOLÊNCIA OBSTÉTRICA: FORMAS DE PROTEÇÃO DOS DIREITOS HUMANOS DA GRÁVIDA, GESTANTE, PARTURIENTE E PUÉRPERA

Devemos começar a presente seção afirmando que a parturiente tem o direito fundamental de receber um tratamento respeitoso a sua liberdade e dignidade, abstendo-se de qualquer prática que possa conduzir à desumanização dos cuidados. Nesse cenário, é importante sublinhar a importância de defender os princípios fundamentais da bioética[233]:

---

[230] ALVARENGA, S. P.; KALIL, J. H. Violência obstétrica: como o mito "parirás com dor" afeta a mulher brasileira. *Revista da Universidade Vale do Rio Verde*, Três Corações, v. 14, n. 2, p. 641-649, ago./dez. 2016.

[231] SILVA, *op. cit.*

[232] MELO *et al.*, *op. cit.*

[233] SIMÕES, *op. cit.*, p. 17.

1. Autonomia: garantir que a parturiente mantenha o direito de tomar decisões sobre o parto e o seu corpo;

2. Beneficência: adotar práticas e técnicas que promovam o bem-estar da parturiente e do recém-nascido, evitando procedimentos desnecessários ou não fundamentados;

3. Não maleficência: utilização de terapias ou tratamentos que causem o mínimo de danos à grávida;

4. Justiça: prestar cuidados dignos à parturiente de forma justa e equitativa.

Este direito tem como objetivo melhorar o bem-estar da mãe e do recém-nascido por meio de um apoio adequado. A humanização do parto não se limita a tratar as mulheres com dignidade e respeito, mas inclui o direito a um ambiente acolhedor e a implementação de práticas benéficas nos cuidados maternos e infantis. A Lei 110/2019 estabelece um conjunto de direitos dedicados às mulheres grávidas, parturientes e puérperas. Nessa legislação, o Art. 15 consagra vários princípios fundamentais:

a. O direito a receber os melhores cuidados de saúde, com base nos conhecimentos científicos mais atuais e nas recomendações da OMS, abrangendo o acesso à informação, o consentimento esclarecido, a recusa esclarecida e o reconhecimento das suas escolhas e preferências;

b. O direito de manter a confidencialidade e a privacidade;

c. O direito de ser tratado com dignidade, respeito e sem nenhuma forma de violência;

d. O direito de não ser objeto de discriminação;

e. O direito de exercer a liberdade, a autonomia e a autodeterminação, o que inclui o direito de não ser coagido.

A mulher tem, também, o direito de decidir sobre o parto, e realçar a autonomia da gestante como paciente é de suma importância. Assim, a mulher que está dando à luz tem o direito de tomar decisões sobre o seu parto, o que inclui o direito de receber escolhas esclarecidas sobre vários procedimentos, sendo tal apoiado legalmente pelo n.º 1 do Art. 2º da Lei 15/2014, onde se pode ler que as pessoas que recorrem aos serviços de saúde têm o direito de escolher os seus prestadores e serviços de saúde.

Consequentemente, a parturiente tem a oportunidade de comunicar as suas intenções claras relativamente às preferências de parto por meio de um plano de parto. Esse plano deve ser apresentado com antecedência à instituição competente onde o parto está previsto.

A parturiente tem o direito de ter um acompanhante à sua escolha. A presença desse acompanhante aplica-se tanto ao parto normal como ao parto cirúrgico, e as vantagens fisiológicas do parto assistido são claramente evidentes, tanto para a mãe como para o bebé. A parturiente sente-se mais confiante durante o trabalho de parto, a ansiedade diminui, a duração do trabalho de parto é mais curta, a dor diminui e a recuperação é mais rápida. Além disso, o parto assistido promove o contato imediato entre o recém-nascido e os seus pais, facilitando a amamentação[234].

No entanto, muitas mulheres vivem a experiência de parto sem a presença de uma pessoa significativa ao seu lado, o que pode resultar em situações negativas e traumáticas. Infelizmente, a lei relativa ao acompanhamento de um cuidador nem sempre é cumprida, o que conduz a situações pouco favoráveis para essas mulheres. O direito a um acompanhante durante o parto é regulado de forma clara e objetiva pela Lei 15/2014, nomeadamente no Art. 12[235]. Essa legislação também define os direitos do acompanhante durante a sua presença na sala de partos no Art. 15[236]. Os profissionais de saúde têm uma responsabilidade vital no respeito por esse direito do usuário, cuja importância é sublinhada na ética médica.

Outro direito que a mulher tem é a da movimentação, direito esse que é muitas vezes negado pelo profissional de saúde. Frequentemente, as mulheres são encorajadas a manter posições incômodas e menos favoráveis

---

[234] Ibid., p. 19.
[235] Art. 12, "Direito ao acompanhamento: 1 - Nos serviços do SNS: b) No caso da mulher grávida, é garantido o acompanhamento até três pessoas por si indicadas, em sistema de alternância, não podendo permanecer em simultâneo mais do que uma pessoa junto da utente. 2 - É reconhecido à mulher grávida internada em estabelecimento de saúde o direito de acompanhamento, durante todas as fases do trabalho de parto, por qualquer pessoa por si escolhida. 3 - É reconhecido à mulher grávida, ao pai, a outra mãe ou a pessoa de referência o direito a participar na assistência na gravidez. 4 - É reconhecido à mulher grávida o direito ao acompanhamento na assistência na gravidez, por qualquer pessoa por si escolhida, podendo prescindir desse direito a qualquer momento, incluindo durante o trabalho de parto".
[236] Art. 15, "Direitos e deveres do acompanhante: 1 - O acompanhante tem direito a ser informado adequadamente e em tempo razoável sobre a situação do doente, nas diferentes fases do atendimento, com as seguintes exceções: a) Indicação expressa em contrário do doente; b) Matéria reservada por segredo clínico".

durante o parto. As posições mais benéficas para o parto são as posições verticais, uma vez que facilitam a descida do bebê e oferecem mais conforto à mãe. No entanto, estas práticas não são frequentemente aceitas em meio hospitalar[237].

As mulheres devem ter a liberdade de se movimentar livremente e de assumir posições que lhes proporcionem o maior conforto durante o parto. É importante salientar que alguns médicos impõem posições específicas às parturientes durante o parto, como a posição supina. A imposição de tais práticas pode ser vista como uma violação do direito de autodeterminação da parturiente.

Uma das formas mais comuns de violência obstétrica é a falta de informação e a realização de alguns procedimentos invasivos sem o consentimento da mulher. Para que qualquer procedimento médico seja considerado válido, o consentimento esclarecido da parturiente é essencial. O dever de informação prévia implica a comunicação dos benefícios, dos riscos, das alternativas e das consequências da recusa.

Normalmente, o processo de consentimento e o dever de informação e esclarecimento que lhe está associado são feitos oralmente. O estabelecimento de um diálogo no âmbito da relação profissional de saúde-parturiente é essencial para criar confiança e minimizar a probabilidade de litígios legais[238].

O principal quadro jurídico relativo aos usuários dos cuidados de saúde está definido na Lei 15/2014, de 21 de março. Pode-se ler, assim, no Art. 3º: "O consentimento ou a recusa da prestação dos cuidados de saúde devem ser declarados de forma livre e esclarecida, salvo disposição especial da lei". Bem como no Art. 7º, do mesmo diploma (cita-se):

1. O usuário dos serviços de saúde tem o direito a ser informado pelo prestador dos cuidados de saúde sobre a sua situação, as alternativas possíveis de tratamento e a evolução provável do seu estado;

2. As informações devem ser transmitidas de forma acessível, objetiva, completa e inteligível.

---

[237] SIMÕES, *op. cit.*, p. 17.
[238] PEREIRA, A. G. D. *O consentimento informado na relação médico-paciente*: estudo de direito civil. Coimbra: Coimbra Editora, 2004. p. 29.

3.6 PROPOSTAS DE ALTERAÇÃO LEGISLATIVA

Em Portugal, até o momento, não existe um documento legal específico para abordar a questão da violência obstétrica, como já mencionado. Entretanto, em 2019, na Europa, incluindo Portugal, foi apresentada a Resolução do Conselho da Europa 2306/2019, em 3 de outubro[239], que trazia recomendações aos Estados para combater a violência obstétrica. No entanto, essas recomendações ainda não foram integralmente implementadas em território português. Outros países europeus, como Espanha (2021), Itália (2016) e França (desde 2018), têm dedicado esforços para combater esse tipo de violência por meio de políticas públicas e mudanças na legislação.

A fim de abordar o problema de saúde pública representado pela violência obstétrica em Portugal, onde uma em cada três mulheres declara ter sido vítima dessa forma de violência[240], foi sancionada a Lei 110/2019, em 9 de setembro. Essa legislação assegura direitos relacionados à saúde sexual e reprodutiva das mulheres como usuários/pacientes e é aplicável a entidades dos setores privado, público e social.[241]

Em seguida, veio à luz a Resolução 181/2021, datada de 28 de junho[242], que aconselha o governo a erradicar as práticas de violência obstétrica. É especialmente relevante destacar que essa é a primeira medida legislativa em Portugal que inclui expressamente o termo "violência obstétrica", um conceito notavelmente ausente na Lei 110/2019, promulgada em 9 de setembro.

Em um contexto recente, o Bloco de Esquerda elaborou uma proposta de caráter legislativo com a intenção de inserir o termo "violência obstétrica" no âmbito da Lei 110/2019, cuja data de promulgação remonta a 9 de setembro[243]. Adicionalmente, a iniciativa tem como propósito a formulação da Comissão Nacional direcionada aos Direitos da Gestação e do Parto. O foco é estabelecer a implementação de programas educativos destinados

---

[239] Disponível em: http://assembly.coe.int/nw/xml/XRef/Xref-XML2HTML-en.asp?fileid=28236&lang=en. Acesso em: 9 jan. 2024.

[240] Segundo estatísticas da segunda edição do "Inquérito de experiências de parto em Portugal 2015-2019", realizado pela Associação Portuguesa pelos Direitos da Mulher na Gravidez e Parto.

[241] Disponível em: https://observatorio.almedina.net/index.php/2022/03/14/violencia-obstetrica-tendencias-legislativas-em-portugal/. Acesso em: 9 jan. 2024.

[242] Disponível em: https://dre.pt/dre/detalhe/resolucao-assembleia-republica/181-2021-165865615. Acesso em: 9 jan. 2024.

[243] Disponível em: https://observatorio.almedina.net/index.php/2022/03/14/violencia-obstetrica-tendencias-legislativas-em-portugal/#:~:text=Dispon%C3%ADvel%20em%20https%3A//www.esquerda.net/sites/default/files/imagens/11%2D2021/anteprojeto_de_lei_%2D_violencia_obstetrica.pdf. Acesso em: 9 jan. 2024.

a diversos intervenientes como uma estratégia enérgica para contrapor a violência obstétrica. Além das diretrizes mencionadas, a proposta sugere a imposição de medidas punitivas voltadas aos profissionais de saúde e instituições hospitalares que se envolvam na condução de procedimentos de episiotomia.

Apesar de as mulheres já estarem protegidas em termos dos seus direitos durante os cuidados obstétricos antes da introdução dos instrumentos referidos anteriormente, a ausência de reconhecimento legal do fenómeno, a sua conceitualização e a normalização da violência contra as mulheres levaram a que a violência obstétrica fosse negligenciada nos tribunais. Como consequência, tem estado notoriamente ausente do discurso jurisprudencial português. Esse é um panorama legislativo conciso da violência obstétrica em Portugal.

CONCLUSÃO

A violência obstétrica é um fenómeno complexo e preocupante que surgiu nas últimas décadas, diretamente relacionado com a medicalização do parto e com o desrespeito pelos Direitos Humanos fundamentais das mulheres durante este processo. Esse fenómeno é frequentemente perpetrado por profissionais de saúde que ignoram ou minimizam as necessidades e os desejos das mulheres, resultando numa flagrante violação dos seus direitos enquanto pacientes e seres humanos.

No contexto do parto medicalizado, as mulheres podem enfrentar várias formas de violação dos Direitos Humanos. Isso inclui a negação do seu direito básico a ser tratada com dignidade e respeito. As mulheres são frequentemente sujeitas a procedimentos médicos invasivos sem o seu consentimento ou informação clara sobre os procedimentos. Essa falta de comunicação e de respeito pelos desejos das mulheres constitui uma clara violação do seu direito à integridade física e moral.

A violência obstétrica também afeta os direitos sexuais e reprodutivos das mulheres. A imposição de procedimentos médicos sem o devido consentimento pode influenciar a escolha das mulheres relativamente ao parto, incluindo o local e a forma como desejam dar à luz. A falta de autonomia no parto representa uma séria ameaça à sua liberdade de tomar decisões sobre o seu próprio corpo e a sua saúde reprodutiva.

A violência obstétrica assume muitas formas, incluindo abuso físico, como a realização de episiotomias sem consentimento, procedimentos médicos desnecessários, como cesarianas sem indicação médica, e abuso psicológico, como o desrespeito pela privacidade e dignidade das mulheres durante o parto. Essas práticas são inaceitáveis e violam claramente os Direitos Humanos das mulheres.

Embora existam algumas disposições legais que podem proteger parcialmente os direitos das mulheres no contexto obstétrico, como os Arts. 156 e 157 do Código Penal, que garantem o direito à informação e ao consentimento esclarecido, e os Arts. 192 e 195 do Código Penal, que protegem a privacidade e a confidencialidade das informações pessoais, é necessário um reconhecimento legal mais amplo e medidas eficazes para combater de forma abrangente a violência obstétrica.

A Resolução 181/2021 representa um passo importante na direção certa ao abordar a questão da violência obstétrica e ao promover uma maior sensibilização para os direitos das mulheres durante a gravidez e o parto. No entanto, é fundamental que essa resolução seja acompanhada por medidas práticas para garantir o cumprimento efetivo desses direitos.

À medida que a compreensão da violência obstétrica continua a evoluir, é imperativo que sejam tomadas medidas legais e éticas mais abrangentes para proteger a dignidade, a autonomia e o bem-estar das mulheres ao longo do seu percurso reprodutivo. Os profissionais de saúde desempenham um papel relevante nesse processo, uma vez que se comprometem com princípios deontológicos e bioéticos que colocam os direitos das mulheres no centro da sua prática obstétrica.

Em última análise, é importante reconhecer que a violência obstétrica não é apenas uma questão médica, mas também uma clara violação dos Direitos Humanos. A proteção e a promoção dos direitos das mulheres durante o parto devem ser uma prioridade para as autoridades de saúde, os legisladores e a sociedade em geral. Só com um empenho coletivo na eliminação da violência obstétrica poderemos garantir que as mulheres recebam cuidados de saúde respeitosos, éticos e de qualidade durante este período relevante da vida delas.

REFERÊNCIAS

AKHMEDSHINA, F. *Violence against women*: a form of discrimination and human rights violations. [S. l.: s. n.], [2020?].

ALEXANDRINO, J. *Direitos fundamentais*: introdução geral. Estoril: Principia, 2007.

ALVARENGA, S. P.; KALIL, J. H. Violência obstétrica: como o mito "parirás com dor" afeta a mulher brasileira. *Revista da Universidade Vale do Rio Verde*, Três Corações, v. 14, n. 2, p. 641-649, ago./dez. 2016.

AMARAL, M. *A forma da república*: uma introdução ao estudo do direito constitucional. Coimbra: Coimbra Editora, 2005.

AMARAL, M. O princípio da igualdade na Constituição portuguesa. *In*: MIRANDA, J. (ed.). *Estudos em homenagem ao prof. doutor Armando M. Marques Guedes*. Coimbra: Coimbra Editora, 2004. p. 35-57.

AMARAL, M. L. *Contribuição do Provedor de Justiça de Portugal para o estudo da Federação Iberoamericana de Ombudsmen sobre direitos reprodutivos e violência obstetrícia*. Lisboa: Provedor da Justiça, maio 2019.

ANDRADE, K. C. O. M. Violência obstétrica e os direitos de personalidade da mulher. *Revista de Direito CAAP*, Ouro Preto, v. 1, n. 1, p. 110-231, set. 2021.

ANDRADE BRISOLA, E. M. *et al*. Violência obstétrica como violação de direitos humanos das mulheres. *Revista Ciências Humanas*, Taubaté, v. 16, n. 1, p. 1-10, mar. 2023.

ANNBORN, A.; FINNBOGADÓTTIR, H. Obstetric violence a qualitative interview study. *Midwifery*, [S. l.], n. 105, p. 1-7, Feb. 2022.

ANTÓNIO, I. A "autodeterminação do doente" enquanto novo paradigma da medicina e o consentimento informado como seu instrumento concretizador: alguns casos especiais de consentimento. *In*: OLIVEIRA, A. S. P.; JERÓNIMO, P. (ed.). *Liber Amicorum Benedita Mac Crorie*. [S. l.]: UMinho Editora, 2022. v. 1, p. 485-507.

ARGENTINA. *Ley de Protección Integral para Prevenir, Sancionar y Erradicar la Violencia contra las Mujeres en los Ámbitos en que Desarrollen sus Relaciones Interpersonales*. Buenos Aires: Senado y Cámara de Diputados, 11 mar. 2009. Disponível em: https://

siteal.iiep.unesco.org/sites/default/files/sit_accion_files/ley_ndeg_26.485_organized.pdf. Acesso em: 9 jan. 2024.

ASSOCIAÇÃO PARA O PLANEAMENTO DA FAMÍLIA (APF). *Igualdade de género*. [S. l.]: APF, c2023.

ATUGUBA, R. *Equality, non-discrimination and fair distribution of the benefits of development*. Lisboa: APF, c2023.

BARROS, M. M. *A violência obstétrica como violência de gênero*. 2023. Artigo científico (Graduação em Direito) – Universidade São Judas Tadeu, São Paulo, 2023.

BEAUCHAMP, T. L.; CHILDLESS, J. F. Principles of biomedical ethics. *International Clinical Psychopharmacology*, [S. l.], v. 6, n. 2, p. 129-130, 1991.

BOBBIO, N. *Liberalismo e democracia*. Brasil: Editora Brasiliense, 1994.

BORGES, B. B.; SERRANO, F.; PEREIRA, F. Episiotomia: uso generalizado vs selectivo. *Acta Médica Portuguesa*, [S. l.], n. 16, p. 447-454, 2003.

BRADLEY, S. *et al*. Disrespectful intrapartum care during facility-based delivery in sub-Saharan Africa: a qualitative systematic review and thematic synthesis of women's perceptions and experiences. *Social Science & Medicine*, [S. l.], v. 169, p. 157-170, Nov. 2016.

BRASIL. *Lei nº 11.108, de 7 de abril de 2005*. Altera a Lei nº 8.080, de 19 de setembro de 1990, para garantir às parturientes o direito à presença de acompanhante durante o trabalho de parto, parto e pós-parto imediato, no âmbito do Sistema Único de Saúde - SUS. Brasília: Presidência da República, 2005. Disponível em: https://www.planalto.gov.br/ccivil_03/_ato2004-2006/2005/lei/l11108.htm. Acesso em: 9 jan. 2024.

BUB, M. B. C. Ética e prática profissional em saúde. *Texto & Contexto – Enfermagem*, [S. l.], v. 14, n. 1, p. 65-74, mar. 2005.

BUHAGIAR, T. M.; SMITH, D. S. Ethical decision making. *Clinical Nurse Specialist*, [S. l.], v. 36, n. 2, p. 74-77, mar. 2022.

CAIN, P. A. Feminism and the limits of equality. *Ga. L. Rev.*, [S. l.], v. 24, p. 803, 1989.

CALEIRA, J. Do princípio da igualdade nos contingentes especiais de acesso ao ensino superior. *Verbo Jurídico*, [S. l.], p. 4, 2012.

CAMARGO, J. *et al.* Actions and reactions to obstetric violence: a qualitative study about waterbirth. *International Journal for Innovation Education and Research*, [S. l.], v. 9, n. 8, p. 284-298, Aug. 2021.

CANOTILHO, J. J. G. *Direito constitucional e teoria da Constituição*. Coimbra: Almedina, 2003.

CANTONILHO, J. J. G. *Direito público do ambiente*. [S. l.]: Universidade de Coimbra, 1995.

CANOTILHO, J. J. G.; MOREIRA, V. *Constituição da República Portuguesa anotada*. 2. ed. Coimbra: Coimbra Editora, 2007. v. 1.

CASTELO BRANCO, J. S. M. *et al.* A importância do plano de parto para autonomia da parturiente. *Research, Society and Development*, [S. l.], v. 11, n. 7, e43911730102, p. 1-10, May 2022.

CASTRO, R.; FRÍAS, S. Obstetric violence in Mexico: results from a 2016 national household survey. *Violence Against Women*, [S. l.], v. 26, p. 555-572, 2020.

CAUPERS, J. *Os direitos fundamentais dos trabalhadores e a Constituição*. Coimbra: Almedina, 1985.

CHADWICK, R. Breaking the frame: obstetric violence and epistemic rupture. *Agenda*, Durban, v. 35, n. 3, p. 104-115, 2021.

CIELLO, C. *et al. Violência obstétrica "Parirás com dor"*. Dossiê elaborado pela Rede Parto do Princípio para a CPMI da Violência Contra as Mulheres. [S. l.: s. n.], 2012.

COMISSÃO EUROPEIA (CE). *Comunicação da Comissão ao Parlamento Europeu, ao Conselho, ao Comité Económico e Social Europeu e ao Comité das Regiões*. Uma união da igualdade: estratégia para a igualdade de género 2020-2025. Bruxelas: CE, 5 mar. 2020. COM(2020) 152 final.

COUNCIL OF EUROPE (COE). *Feminism and women's rights movements*. Strasbourg: COE, c2023.

DAHNKE, M. D. Utilizing codes of ethics in health professions education. *Advances in Health Sciences Education*, [S. l.], v. 19, n. 4, p. 611-623, Jan. 2014.

DAVIS, D.-A. Obstetric racism: the racial politics of pregnancy, labor, and birthing. *Medical Anthropology*, [S. l.], v. 38, n. 7, p. 560-573, 2019.

DAVIS-FLOYD, R. The technological model of birth. *The Journal of American Folklore*, [S. l.], v. 100, n. 398, p. 479-495, 1987.

DIADEMA. Lei municipal nº 3.363, de 1º de outubro de 2013. Dispõe sobre a implantação de medidas de informação à gestante e parturiente sobre a Política Nacional de Atenção Obstétrica e Neonatal, visando, principalmente, a proteção destas contra a violência obstétrica no Município de Diadema. Diadema: Prefeitura Municipal, 2013. Disponível em: https://www.cmdiadema.sp.gov.br/legislacao/leis_integra.php?chave=336313. Acesso em: 9 jan. 2024.

DIAS, A. A. R. *Ética profissional e terapêutica da fala*. Dissertação (Mestrado em Bioética) – Faculdade de Medicina da Universidade do Porto, Porto, 2007.

DIAS, M. O. Ética, organização e valores ético-morais em contexto organizacional. *Gestão e Desenvolvimento*, [S. l.], n. 22, p. 89-113, jan. 2014.

DIAS, M.; DESLANDES, S. Humanização da assistência ao parto no serviço público: reflexão sobre desafios profissionais nos caminhos de sua implementação. *In*: DESLANDES, S. F. (org.). *Humanização dos cuidados em saúde*: conceitos, dilemas e práticas. Rio de Janeiro: Fiocruz, 2006. p. 351-370.

DINIZ, C. S. G. Humanização da assistência ao parto no Brasil: os muitos sentidos de um movimento. *Ciência e Saúde Coletiva*, [S. l.], v. 10, n. 3, p. 627-637, 2005.

DINIZ, M. H. O respeito à dignidade humana como paradigma da bioética e do biodireito. *In*: MIRANDA, J.; SILVA, M. A. M. *Tratado luso-brasileiro da dignidade humana*. São Paulo: Quartier Latin do Brasil, 2008. p. 967-971.

DRAY, G. M. *O princípio da igualdade no direito do trabalho*: sua aplicabilidade no domínio específico na formação de contratos individuais de trabalho. Coimbra: Almedina, 1999.

ENTIDADE REGULADORA DA SAÚDE (ERS). *Direito a cuidados de saúde de qualidade*. [S. l.]: ERS, 2023.

EURO-PERISTAT PROJECT. *European perinatal health report*: health and care of pregnant women and babies in Europe in 2010. [S. l.]: Euro-Peristat, 2010.

FAHEEM, A. The nature of obstetric violence and the organisational context of its manifestation in India: a systematic review. *Sex. Reprod. Health Matters*, [S. l.], v. 29, n. 2, p. 1-9, 2021.

FERTUZINHOS, S. Fundamentos constitucionais da igualdade de género. *Sociologia, Problemas e Práticas*, [S. l.], NE, p. 49-70, 2016.

FIGUEIREDO DIAS, J. *Direito penal*: parte geral. Coimbra, Coimbra Editora, 2007. t. 1.

GADAMER, H.-G. *Truth and method*. 2nd ed. New York: Crossroad, 1990.

GALLIGAN, T. C. (ed.). *Tort law*: cases, perspectives, problems. 4th ed. Newark, NJ: LexisNexis Matthew Bender, 2007.

GARCIA, M. *Estudos sobre o princípio da igualdade*. Coimbra: Almedina, 2005.

GOMES, M. I. S. Educação em direitos humanos. *In*: RODRIGUES, V. E. R.; OLIVEIRA, R. C. S. (org.). *Educação em direitos humanos*: reflexões sobre a educação formal e não formal. [S. l.]: Pimenta Cultural, 2021. p. 165-180.

GONÇALVES, N. E. X. M. *et al*. Competências profissionais do nutricionista hospitalar e estratégias para potencializá-las/Professional skills of the hospital nutritionist and strategies to potentiate them. *Ciência, Cuidado e Saúde*, [S. l.], v. 16, n. 4, p. 1-7, dez. 2017.

GRUPO DE INFORMACIÓN EN REPRODUCCIÓN ELEGIDA (GIRE). *Niñas y mujeres sin justicia*: derechos reproductivos en México. México, D.F.: Radar 4º; Gire, 2015.

HALPERN, S. A.; RODWIN, M. A. Medicine, money, and morals: physicians' conflicts of interest. *Contemporary Sociology*, [S. l.], v. 23, n. 3, p. 445-446, May 1994.

HEIDARI, S.; MORENO, C. G. Violência de gênero: um obstáculo para a saúde e os direitos sexuais e reprodutivos. *Reproductive Health Matters*, Londres, v. 11, n. 10, p. 12, dez. 2017.

JANUSZ, S.; VOLODIN, V. *Human rights of women*: a collection of international and regional normative instruments. Paris: Unesco, 1999.

JOLIVET, M. *O princípio da precaução no direito do ambiente*. Lisboa: AAFDL, 2020.

JOLIVET, R. *et al*. Operationalizing respectful maternity care at the healthcare provider level: a systematic scoping review. *Reproductive Health*, [S. l.], v. 18, n. 194, p. 1-15, Oct. 2021.

LAGE, L.; CAL, D.; SILVA, B. Corpo e poder: as condições de vulnerabilidade da mulher mãe no debate midiático sobre o parto. *Cadernos Pagu*, [S. l.], v. 59, p. 1-25, 2020.

LINARES, L. H. Ainda precisamos falar sobre a violência obstétrica. *Consultor Jurídico*, [S. l.], 26 nov. 2019.

LOURO, G. Nas redes do conceito de gênero. *In*: LOPES, M. J. M.; MEYER, D. E.; WALDOW, V. R. *Gênero e saúde*. Porto Alegre: Artes Médicas, 1996. p. 7-18.

MACEDO, J. C. *et al.* O plano de parto como mecanismo de proteção do direito à autodeterminação da mulher em contexto obstétrico em Portugal. *Revista de Bioética y Derecho*, [S. l.], n. 58, p. 223-242, jun. 2023.

MAGALHÃES, P. *A qualidade da democracia em Portugal*: a perspectiva dos cidadãos. [S. l.]: Sedes, 2009.

MAIA, M. B. *Humanização do parto*: política pública, comportamento organizacional e ethos profissional. Rio de Janeiro: Fiocruz, 2008.

MARQUES, E. T.; PAIS-RIBEIRO, J. Consentimento informado na investigação psicológica com imputáveis e inimputáveis no âmbito do ordenamento jurídico português. *Revista Direito GV*, [S. l.], v. 8, n. 2, p. 555-572, dez. 2012.

MARTÍN-BADIA, J.; OBREGÓN-GUTIÉRREZ, N.; GOBERNA-TRICAS, J. Obstetric violence as an infringement on basic bioethical principles: reflections inspired by focus groups with midwives. *Int J Environ Res Public Health*, [S. l.], v. 18, n. 23, p. 1-15, 2021.

MELO, R. *et al.* A violência obstétrica na percepção dos profissionais que assistem ao parto. *Revista Enfermagem Atual*, [S. l.], v. 91, n. 29, p. 40-48, jan./mar. 2020.

MIRANDA, J. *Manual de direito constitucional*. Coimbra: Coimbra Editora, 2012. t. 4.

MIRANDA, J.; MEDEIROS, R. *Constituição portuguesa anotada*. Coimbra: Coimbra Editora, 2005. t. 1.

MOURA, P. *A finalidade do princípio da igualdade*. A nivelação social: interpretação dos atos de igualar. Porto Alegre: Sérgio António Fabris, 2005.

NAZÁRIO, L.; HAMMARSTRON, F. F. B. Os direitos da parturiente nos casos de violência obstétrica. *In*: SEMINÁRIO INTERNACIONAL DE EDUCAÇÃO NO MERCOSUL, 17., Unicruz, 2015. *Anais* [...]. [S. l.]: Unicruz, [2015?]. Não paginada.

NOVAIS, J. *Os princípios constitucionais estruturantes da República Portuguesa*. Coimbra: Coimbra Editora, 2014.

NUNES, D.; SILVA, J.; TOMÉ, S. O direito fundamental ao trabalho e a equidade racial e de gênero. *Revista Brasileira de Direitos Fundamentais & Justiça*, [S. l.], v. 14, n. 42, p. 373-404, 2020.

NUNES, S. Privacidade e sigilo em deontologia profissional: uma perspectiva no cuidar pediátrico. *Nascer & Crescer*, [S. l.], v. 20, n. 1, p. 40-44, 2011.

ORGANIZAÇÃO DAS NAÇÕES UNIDAS (ONU). *Declaração Universal dos Direitos Humanos*. [S. l.]: UN, 10 dez. 1948.

ORGANIZAÇÃO DAS NAÇÕES UNIDAS (ONU). *Pacto Internacional sobre os Direitos Civis e Políticos*. [S. l.]: ONU, 16 dez. 1966.

ORGANIZAÇÃO MUNDIAL DA SAÚDE (OMS). *Maternidade segura*. Assistência ao parto normal: um guia prático. Genebra: OMS, 1996.

PARLAMENTO EUROPEU. *PE defende quotas para aumentar a participação das mulheres na vida política e económica*. [S. l.]: PE, 13 mar. 2012.

PEREIRA, A. G. D. Direitos dos pacientes e responsabilidade médica. *Revista Portuguesa do Dano Corporal*, [S. l.], n. 27, p. 25-38, 2016.

PEREIRA, A. G. D. *O consentimento informado na relação médico-paciente*: estudo de direito civil. Coimbra: Coimbra Editora, 2004.

PINTO, E.; ALBUQUERQUE, M. *Da igualdade*: introdução à jurisprudência. Coimbra: Almedina, 1993.

PIOVESAN, F. A luta das mulheres pelo direito a uma vida sem violência. *Revista Jurídica Consulex*, Brasília, v. 18, n. 426, p. 30, out. 2014.

PIRANI, Y. S. P. *et al*. Ética e educação. *Revista Ilustração*, [S. l.], v. 4, n. 1, p. 41-48, ago. 2023.

PORTUGAL. *Constituição da República Portuguesa*. Lisboa: Parlamento, 1976. Disponível em: https://www.parlamento.pt/Legislacao/Paginas/Constituicao-RepublicaPortuguesa.aspx. Acesso em: 9 jan. 2024.

PRINCÍPIO da igualdade. *In*: DIÁRIO DA REPÚBLICA. [S. l.: s. n.], c2023.

QUEIROZ, C. *O Tribunal Constitucional e os direitos sociais*. Coimbra: Coimbra Editora, 2014.

REIS, L.; PEPE, V.; CAETANO, R. Maternidade segura no Brasil: o longo percurso para a efetivação de um direito. *Physis*: Revista de Saúde Coletiva, Rio de Janeiro, v. 21, n. 3, p. 1139-1159, 2011.

RIBEIRO, A. E. R. A. Odontologia para pessoas em situação de rua: a formação como caminho de colaboração e equidade em saúde. *Congresso Internacional de Direitos Humanos de Coimbra*, [S. l.], v. 7, n. 1, 2022.

RUBIO-MARÍN, R. The achievement of female suffrage in Europe: on women's citizenship. *International Journal of Constitutional Law*, [S. l.], v. 12, n. 1, p. 4-34, Jan. 2014.

SADLER, M. *et al.* Moving beyond disrespect and abuse: addressing the structural dimensions of obstetric violence. *Reproductive Health Matters*, v. 24, n. 47, p. 64-72, 2016.

SIMÕES, V. A. S. *A violência obstétrica*: a violência institucionalizada contra o género. Lisboa: Associação Portuguesa das Mulheres Juristas, 2016.

SCHAEFFER, K. Key facts about women's suffrage around the world, a century after U.S. ratified 19th Amendment. *Pew Research Center*, [S. l.], Oct. 5, 2020.

SCHONARD, M. Equality between men and women. *European Parliament*, [S. l.], Apr. 2023.

SCOTT, J. Gênero: uma categoria útil de analise histórica. *Educação e Realidade*, Porto Alegre, v. 16, n. 2, p. 5-22, jul./dez. 1990.

SEDIG, L. What's the role of autonomy in patient- and family-centered care when patients and family members don't agree? *The AMA Journal of Ethic*, [S. l.], v. 18, n. 1, p. 12-17, Jan. 2016.

SHABOT, S. Making loud bodies "feminine": a feminist-phenomenological analysis of obstetric violence. *Human Studies*, [S. l.], v. 39, p. 231-247, 2016.

SILVA, D.; SERRA, M. Violência obstétrica: uma análise sob o prisma da autonomia, beneficência e dignidade da pessoa humana. *Revista Brasileira de Direitos e Garantias Fundamentais*, [S. l.], v. 3, n. 2, p. 42-65, jul./dez. 2017.

SILVA, M. R.; PETRY, A. T. O consentimento informado e a responsabilidade civil do médico. *Justiça & Sociedade*, [S. l.], v. 3. n. 1, p. 567-606, 2003.

SILVA, S. E. Violência obstétrica como violência de gênero: uma análise sob o prisma dos direitos humanos. *In*: COLÓQUIO MULHER E SOCIEDADE, 6., 23 a 24 de abril de 2019. [*S. l.: s. n.*], 2019. p. 1-11.

SOUSA, H. I. T. *Cursos de preparação para o parto e parentalidade*: perspetiva paterna. 2022. Dissertação (Mestrado em Enfermagem de Saúde Materna e Obstétrica) – Évora, Universidade de Évora, 2022.

TOJEDO, M. C. Ética nas organizações. *Estudos de Administração e Sociedade*, [*S. l.*], v. 3, n. 2, p. 3-19, jun. 2022.

UNIÃO EUROPEIA (UE). Carta dos Direitos Fundamentais da União Europeia. *Jornal Oficial das Comunidades Europeias*, [*S. l.*], p. C 364/1- C 364/22, 18 dez. 2000.

UNITED NATIONS (UN). *Convention for the suppression of the traffic in persons and of the exploitation of the prostitution of others.* [*S. l.*]: UN, Dec. 2, 1949.

UNITED NATIONS (UN). *Twenty-first century must be century of women's equality, secretary-general says in remarks at the new school.* [*S. l.*]: UN, Feb. 27, 2020.

UNITED NATIONS CHILDREN'S FUND (UNICEF). *Empowering women empowering humanity*. Ankara: Unicef, Mar. 8, 2015.

VACAFLOR, C. H. Violência obstétrica: uma nova abordagem para identificar obstáculos ao acesso à saúde materna na Argentina. *Reproductive Health Matters*, Londres, ano 11, n. 10, p. 44-52, dez. 2017.

VALARINI, A. Episiotomia: a mutilação genital brasileira. *Adele Doula*, [*S. l.*], jan. 2013.

VAN DER WAAL, R. *et al.* Obstetric violence: an intersectional refraction through abolition feminism. *Feminist Anthropology*, [*S. l.*], v. 4, n. 1, p. 91-114, 2023.

VENEZUELA. *Ley Orgánica sobre el Derecho de las Mujeres a una Vida Libre de Violencia*. Caracas: Asamblea Nacional, 23 abr. 2007. Disponível em: https://www.acnur.org/fileadmin/Documentos/BDL/2008/6604.pdf. Acesso em: 9 jan. 2024.

VIANA, L.; FERREIRA, K.; MESQUITA, M. Humanização do parto normal: uma revisão de literatura. *Saúde em Foco - Teresina*, Teresina, v. 1, p. 157-150, ago./dez. 2014.

VIEGAS, A. M. R. G. *A bioética entre as convicções do doente e o avanço científico, na área da medicina transfusional*. 2010. Dissertação (Mestrado em Bioética) – Universidade de Lisboa, Lisboa, 2010.

VIEIRA DE ANDRADE, J. *Os direitos fundamentais na Constituição portuguesa de 1976.* Coimbra: Almedina, 2012.

WORLD HEALTH ORGANIZATION (WHO). *WHO recommendations*: intrapartum care for a positive childbirth experience. Geneva: WHO, 2018.